Sachin Yadav
Chandrakar Chaman
Mohammad Salman Akhtar

Doenças endodônticas pós-tratamento

Sachin Yadav
Chandrakar Chaman
Mohammad Salman Akhtar

Doenças endodônticas pós-tratamento

Uma revisão das medidas preventivas e correctivas

ScienciaScripts

Imprint

Cover image: www.ingimage.com

This book is a translation from the original published under ISBN 978-620-2-07563-3.

Publisher:
Sciencia Scripts
is a trademark of
Dodo Books Indian Ocean Ltd. and OmniScriptum S.R.L publishing group

120 High Road, East Finchley, London, N2 9ED, United Kingdom
Str. Armeneasca 28/1, office 1, Chisinau MD-2012, Republic of Moldova, Europe
Printed at: see last page
ISBN: 978-620-7-91597-2

Conteúdo

Capítulo 1. INTRODUÇÃO

As doenças endodônticas pós-tratamento (PTED) são definidas como a presença de uma lesão perirradicular inflamatória (periapical ou lateral) num dente previamente obturado com raiz quando já não se pode presumir que a lesão esteja a cicatrizar após o tratamento do canal radicular. A PTED pode ser simplesmente uma infeção persistente, que não cicatriza como resultado do tratamento de canal, mas pode ser uma infeção nova e emergente num dente previamente obturado. As razões que podem ser propostas para as doenças endodônticas pós-tratamento podem ser microbianas e não microbianas. Os micróbios podem ser de dois tipos: micróbios intrarradiculares e micróbios extrarradiculares.[1]

As PTED intrarradiculares são dominadas por bactérias tolerantes ao ambiente e também por leveduras.[2]

Geralmente, os gram positivos e os anaeróbios facultativos têm uma taxa de recuperação mais elevada nas PTED. As espécies que mais aparecem com maior prevalência em dentes obturados com PTED incluem Enterocccus faecalis e outras espécies foram espécies de streptococcus, espécies de candida (principalmente C. albicans).[3]

Os enterococos fazem parte da flora normal da cavidade oral e do trato gastrointestinal. Nos últimos anos, o Enterococcus faecalis tem sido mencionado com maior frequência em dentes com doença pós-tratamento (PTD), onde também foi detectado em monoculturas. A proeminência do E. faecalis em dentes obturados com periodontite apical tornou-o um foco de atenção como fator etiológico da PTD. [4]

As principais espécies envolvidas nas infecções extra-radiculares são as espécies Actinomyces e as espécies Propionibacterium.

As espécies de Actinomyces são habitantes normais da cavidade oral, pelo que a sua ocorrência em infecções endodônticas não é surpreendente. De facto, são indiscutivelmente um dos primeiros colonizadores da polpa exposta, dada a sua elevada prevalência na dentina cariada.[5] As espécies de

Actinomyces podem fazer parte da microbiota associada a infecções intra-radiculares primárias, independentemente da presença ou não de sintomas.[6] As espécies comummente detectadas foram A. israelii, A. naeslundii genospecies 1 e 2, A. odontolyticus, A. meyeri e A. gerencsenae.[7]

A etiologia não microbiana pode ser a de quistos periapicais que sustentam a periodontite apical pós-tratamento e a reação de corpo estranho que mantém a periodontite apical pós-tratamento.

Quisto:-Um quisto é uma cavidade patológica fechada, revestida por um epitélio que contém um material líquido ou semi-sólido. O termo quisto deriva do grego cystis que significa saco ou bexiga. Existem diversas lesões císticas no corpo humano que são normalmente categorizadas como congénitas, neoplásicas, parasitárias, de retenção, de implantação e inflamatórias. Os quistos periapicais são quistos inflamatórios dos maxilares nos ápices dos dentes com polpas infectadas e necróticas. Um quisto radicular desenvolve-se após uma periodontite apical.[8]

Reação de corpo estranho mantendo a periodontite apical pós-tratamento. Os materiais de obturação radicular, outros materiais endodônticos e partículas de alimentos podem atingir os tecidos periapicais e causar uma reação de corpo estranho que pode estar associada a radiolucências que permanecem assintomáticas durante muitos anos. Inclui guta percha, granuloma de pulso oral, granuloma de celulose, cristais colestrais.[9]

Com o avanço das técnicas de cultura, a identificação das bactérias responsáveis pelo desenvolvimento de doenças endodônticas pós-tratamento pode ser diagnosticada rapidamente. A ciência da microbiologia oral encontra-se num período de mudança da era da cultura bacteriana para uma era de métodos e técnicas genéticas. Foram desenvolvidas várias técnicas recentes que levaram a uma melhor compreensão de muitas doenças orais, incluindo as principais espécies envolvidas nas diferentes formas de doenças, e estes novos avanços ajudam a melhorar a gestão e aumentam o prognóstico dos dentes com PTED. Os avanços nos métodos de cultura incluem A primeira geração de estudos utilizou métodos de cultura abertos. A segunda geração inclui estudos que utilizaram métodos de deteção molecular fechados, tais como a reação em cadeia da polimerase (PCR) específica da espécie e os seus derivados, bem como o ensaio original de hibridação em tabuleiro de controlo, para detetar bactérias cultiváveis. Estes métodos são geralmente mais sensíveis do que a cultura e permitiram a inclusão de algumas espécies difíceis de cultivar no conjunto de patogénios endodônticos putativos. A terceira geração é representada por estudos que adoptam métodos moleculares abertos, como a PCR de largo espetro seguida de clonagem e sequenciação de Sanger ou polimorfismo de comprimento de fragmento de restrição terminal (T-RFLP), que expandiram o conhecimento da diversidade bacteriana nas infecções endodônticas para incluir não só bactérias cultiváveis, mas também bactérias ainda não cultivadas e não caracterizadas. A quarta geração envolveu análises moleculares fechadas com PCR e hibridização de captura reversa em estudos clínicos em larga escala para investigar a prevalência e a associação de bactérias cultiváveis e ainda não cultivadas com infecções endodônticas. A quinta geração utiliza tecnologias de sequenciação de ADN de nova geração (NGS), especialmente a abordagem de pirosequenciação, para uma análise aberta de cobertura profunda das infecções endodônticas.[10]

A seleção de casos na gestão de doenças endodônticas pós-tratamento baseia-se em considerações que ou excluem o retratamento por completo, ou o restringem de uma forma que pode diminuir os potenciais benefícios e aumentar os riscos; o balanço benefício-risco modificado resultante pode já não superar o da cirurgia apical. Estas considerações centram-se em: considerações do paciente, motivação para reter o dente, motivação para procurar o melhor resultado a longo prazo, preocupações críticas de tempo, preocupações financeiras críticas, considerações do dente, local da infeção, obstáculos do canal radicular, perfuração, restauração, factores periodontais e estéticos, Os principais obstáculos que devem ser considerados na seleção de casos de PTED são: - calcificação, sistema de canais radiculares divergentes, suspeita de saliência, cimento de endurecimento duro, instrumento partido, restauração, factores periodontais e estéticos. E o principal fator de que depende todo o tratamento são as considerações do clínico: capacidade, armamento, disponibilidade de tempo, tentativas de tratamento anteriores, prevenção de potenciais doenças, restauração coronal, pós-restauração[11] . Com base nos factores acima mencionados, o planeamento do tratamento das PTED é dividido em diferentes categorias, que incluem a abordagem não cirúrgica e cirúrgica. O tratamento não cirúrgico é realizado através de uma abordagem passo a passo que inclui a instrumentação e a remoção da massa de enchimento, a dissolução do material de enchimento restante e do selante, a desinfeção e o desbridamento químico, a irrigação e a ativação do irrigante. Na abordagem não cirúrgica, os avanços recentes incluem: desinfetante fotoactivado, que envolve a utilização de corante fotoactivado, nanopartículas antibacterianas, vidro bioativo, terapia fotodinâmica antibacteriana, lasers, ozono, alternativas à base de ervas e enzimas.

Capítulo 2. ETIOLOGIA

As doenças endodônticas pós-tratamento podem ser causadas por 1) Microbiano e não microbiano

Os microbianos podem ser Enterococcus faecalis, estreptococos, cândida e actinomicetos.

2) Não microbiana pode ser de quistos periapicais que sustentam a periodontite apical pós-tratamento e reação de corpo estranho que mantém a periodontite apical.

Enterococcus faecalis: - Os enterococos são cocos gram positivos que podem ocorrer isoladamente, em pares ou em cadeias curtas. São anaeróbios facultativos, possuindo a capacidade de crescer na presença ou ausência de oxigénio.[12] As espécies de Enterococcus vivem em grandes quantidades [10 -10^{58} unidades formadoras de colónias (ufc) por grama de fezes] no lúmen intestinal humano e, na maioria das circunstâncias, não causam danos aos seus hospedeiros. Também estão presentes nos tractos genitais femininos humanos e na cavidade oral em menor número[13] . O E. faecalis tem sido frequentemente encontrado em canais radiculares obturados que exibem sinais de periodontite apical crónica, cataboliza uma variedade de fontes de energia, incluindo hidratos de carbono, glicerol, lactato, malato, citrato, arginina, agmatina e muitos cetoácidos.[14] Os enterococos sobrevivem a ambientes muito agressivos, incluindo pH alcalino extremo (9,6) e concentrações de sal. Resistem a sais biliares, detergentes, metais pesados, etanol, azida e dessecação. Podem crescer num intervalo de 10 a 45°C a pH 9,6, em caldo de NaCl a 6,5% e sobreviver a uma temperatura de 60°C durante 30 minutos. As células de E. faecalis em estado de fome mantêm a sua viabilidade durante longos períodos e tornam-se resistentes à irradiação UV, ao calor, ao hipoclorito de sódio, ao peróxido de hidrogénio, ao etanol e ao ácido.[4] Existem atualmente 23 espécies de Enterococci e estas estão divididas em cinco grupos com base na sua interação com manitol, sorbose e arginina. O E. faecalis pertence ao mesmo grupo que o E. faecium, o E. casseliflavus, o E.mundtii e o E. gallinarum. Estas cinco espécies formam ácido em caldo de manitol e hidrolisam arginina; no entanto, não formam ácido em caldo de sorbose.[15]

Table 1. Most important *Enterococcus* species and their habitat

E. faecalis	Oral cavity, gastro-intestinal tract, animals, water, food
E. faecium	Oral cavity, gastro-intestinal tract, animals, water, food
E. gallinarum	Food, human (infrequently)
E. casseliflavus	Soil, plants, food, human (infrequently)
E. avium	Animal
E. hirae	Animal
E. durans	Human, animal, food

As células enterocócicas são esféricas ou ovóides, ocorrendo aos pares ou em cadeias curtas em meio líquido (Figsl e 2). Os endosporos não são formados e algumas espécies podem ser móveis através de flagelos escassos. Formam colónias esbranquiçadas e cremosas. A maioria dos enterococos são anaeróbios facultativos, mas algumas espécies são aeróbios estritos.[4]

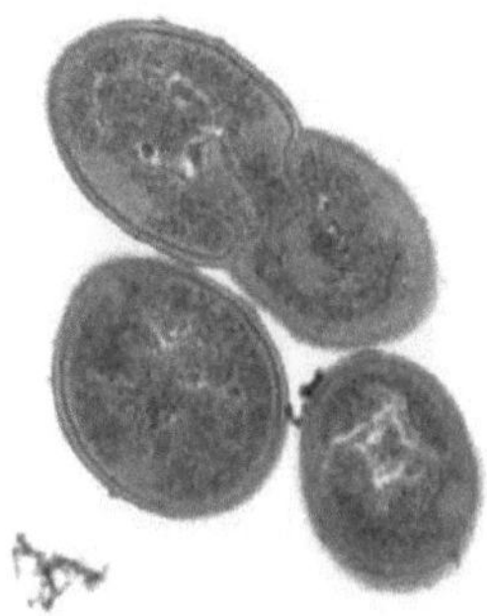

Fig. 1. A thin sectioned cell of *E. faecalis* (TEM, × 33 000).

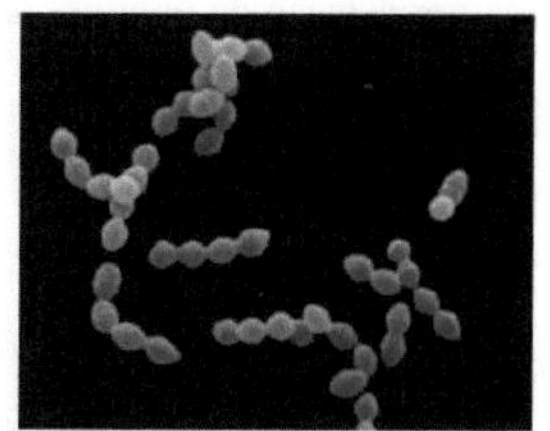

Fig. 2. A scanning electron micrograph of a dividing cell of *E. faecalis* (× 4000).

VIRULÊNCIA E PATOGENICIDADE DOS ENTEROCOCOS

Os enterococos possuem uma série de factores de virulência que permitem a adesão às células hospedeiras e à matriz extracelular, facilitam a invasão dos tecidos, provocam a imunomodulação e causam danos mediados por toxinas. Estes factores incluem: (1) substância de agregação (AS), (2) proteínas de superfície enterocócicas como esp, (3) ácido lipoteicóico, (4) gelatinase, (5) hemolisina

(6) produção extracelular de superóxido

1) AS. A AS é uma proteína de 37 kDa localizada na superfície, uma adesina codificada por plasmídeo. Esta adesina medeia o contacto célula-célula, o que facilita a troca de plasmídeos entre as estirpes recetora e dadora. A AS é proteica, aparece como uma estrutura semelhante a um cabelo na superfície celular e é incorporada nas partes "mais antigas" da parede celular. Verificou-se também que a AS medeia a ligação a proteínas da matriz extracelular (ECM), incluindo o colagénio tipo I. A substância de agregação pode servir como um determinante de virulência de E. faecalis de, pelo menos, quatro formas distintas. (i) Desempenha um papel na disseminação de factores de virulência codificados por plasmídeos, tais como a citolisina enterocócica e determinantes de resistência a antibióticos, dentro da espécie. (ii)Pode facilitar a fixação dos enterococos às células epiteliais renais e intestinais e a colonização destas superfícies. (iii) Pode também proteger contra a morte mediada por leucócitos polimorfonucleares (PMN) ou macrófagos, promovendo a fagocitose das bactérias de uma forma que ativa os PMN ou os macrófagos, mas não resulta na morte microbiana. O mecanismo para esta proteção pode ser através de uma modificação da maturação fagossomal. (iv) A substância de agregação e a citolisina têm acções sinérgicas que aumentam a virulência através da ativação do modo de regulação da citolisina por deteção do quorum. Isto resultará em danos nos tecidos e numa invasão mais profunda dos mesmos.[16]

(2)Adesina de superfície: O gene enterocócico esp, que codifica a proteína de superfície de elevado peso molecular Esp, Esp é uma proteína de superfície codificada por um grande cromossoma com uma arquitetura particular que contém múltiplos motivos repetidos.[4] O papel da esp na virulência não é claro, mas especulou-se que a esp pode ter um papel direto na atividade de ligação do ligando à matriz extracelular. A ESP está também associada à promoção da fixação primária e à formação de biofilme de E. faecalis numa superfície abiótica.[17]

(3)Ácido lipoteicóico: Os ácidos lipoteicóicos (LTA) são um grupo de moléculas anfipáticas estreitamente relacionadas que consistem numa espinha dorsal de poliglicerolfosfato unida covalentemente a uma porção glicolipídica. Estão frequentemente presentes nas superfícies celulares de muitas bactérias Gram-positivas e também no fluido de cultura de estreptococos e lactobacilos. Através da sua porção lipídica, verificou-se que a molécula LTA se liga a uma variedade de células eucarióticas, incluindo plaquetas, linfócitos, leucócitos PMN e células epiteliais nas superfícies dentárias. Num estudo de cultura de tecidos, o LTA estimulou a reabsorção óssea. Foi relatado que os ácidos lipoteicóicos isolados de estirpes de E. faecalis ou de outras bactérias Gram-positivas estimulam os leucócitos a libertar vários mediadores que se sabe desempenharem um papel em várias fases da resposta inflamatória. O LTA foi considerado como um constituinte da substância de ligação de E. faecalis que actua como recetor na célula recetora para a substância de agregação produzida pela célula dadora.

(4)Gelatinase. A gelatinase é uma metaloproteinase extracelular contendo zinco de E. faecalis. Pode hidrolisar gelatina, colagénio, fibrinogénio, caseína, hemoglobina e insulina. A gelatinase, enquanto membro da família das metaloproteinases de matriz (MMP), também pode ser produzida por uma grande variedade de células de mamíferos, incluindo células inflamatórias, células epiteliais, fibroblastos, osteoclastos, etc. A gelatinase é uma metalo-endopeptidase não codificada por plasmídeo, que é uma proteína fortemente hidrofóbica e tem um pH ótimo amplo entre 6 e 8.[18]

(5)Hemolisina. A hemolisina (citolisina), uma toxina codificada por plasmídeo, é produzida por isolados beta-hemolíticos de E. faecalis. Lisa os eritrócitos, os neutrófilos polimorfonucleares e os macrófagos, mata as células bacterianas e pode levar a uma redução da fagocitose.[19]

(6)Produção de superóxido extracelular. A produção de superóxido extracelular também está associada à virulência enterocócica e a sua produção é significativamente mais elevada em estirpes invasivas do que em isolados comensais. O anião superóxido é um radical de oxigénio altamente reativo envolvido em danos celulares e teciduares numa variedade de doenças, incluindo doenças inflamatórias. Foi também demonstrado que o anião superóxido é produzido pelos osteoclastos e está envolvido na reabsorção óssea. Além disso, o anião superóxido pode reagir com um precursor no plasma para gerar um fator quimiotático para os neutrófilos.[18]

ECOLOGIA E EPIDEMIOLOGIA

As origens das espécies de Enterococcus variam de fontes ambientais a fontes animais e humanas. Como os enterococos são uma parte essencial da microflora dos seres humanos e dos animais, a sua distribuição é muito semelhante nestas fontes. Os números de E. faecalis nas fezes humanas variam entre 10^5 e 10^7 por grama, e os de E. faecium entre 10^5 por grama. A E. faecalis e a E. faecium são regularmente isoladas de queijo, peixe, salsichas, carne picada de vaca e de porco. Os isolados clínicos de enterococos apresentam uma diversidade mais baixa do que os obtidos a partir do ambiente e de outras fontes humanas, sendo E. faecalis a espécie dominante. A razão para esta falta de diversidade pode estar relacionada com os factores de virulência associados a esta espécie.[19]

ENTEROCOCOS NO CANAL RADICULAR APÓS O INÍCIO DO TRATAMENTO

Não há dados sobre a ocorrência de enterococos no canal radicular após o início do tratamento de dentes com diagnóstico verificado de periodontite apical primária.4Mejare examinou o estado bacteriológico de 612 canais radiculares no momento da obturação. Vinte e nove isolados de 27 (29,3%) das 92 culturas positivas foram identificados como enterococos. Os testes bioquímicos classificaram os enterococos isolados nos seguintes taxa: S. faecalis subsp. faecalis , S. faecalis subsp. zymogenes, S. faecalis subsp. liquefaciens, e variantes atípicas de S. faecalis, S. faecium var. faecium e S. faecium var. durans. Os enterococos são de especial interesse em estudos sobre a influência da infeção no momento da obturação radicular no prognóstico da terapia do canal radicular.[20] Siren et al. estudaram a correlação entre vários parâmetros clínicos e a ocorrência de enterococos em dentes cujo tratamento não resultou em cicatrização. A história do tratamento clínico de 40 dentes Enterococcus-positivos e 40 dentes Enterococcus-negativos foi comparada com o objetivo de explicar a ocorrência de enterococos em alguns dentes e não noutros. Os resultados mostraram que a prevalência do isolamento de E. faecalis no canal radicular aumentou significativamente se o canal não tivesse sido selado entre consultas e, em particular, quando as consultas eram muitas.[21]

E. FAECALIS EM DENTES OBTURADOS SEM PERIODONTITE APICAL

Num canal radicular infetado e necrótico, a presença de bactérias está invariavelmente associada à presença de periodontite apical. No entanto, quando o espaço do canal radicular é preenchido com um material de obturação radicular, a presença de bactérias no canal nem sempre é acompanhada pela presença de doença. Molander et al. recolheram amostras de canais radiculares de 20 dentes obturados que não apresentavam periodontite apical. Foram encontradas treze estirpes microbianas em nove dos 20 dentes. Os micróbios incluíam uma estirpe de E. faecalis, estreptococos e bastonetes facultativos Gram-positivos, uma estirpe de F. nucleatum (bastonete anaeróbio Gram-negativo) e duas estirpes da levedura C. albicans. As contagens de ufc por canal foram inferiores às registadas nos dentes obturados associados a periodontite apical incluídos no mesmo estudo.

E. FAECALIS EM DENTES OBTURADOS COM PERIODONTITE APICAL

Na periodontite apical pós-tratamento, as bactérias anaeróbias constituem a minoria e são isoladas com menor frequência. A E. faecalis é a espécie dominante presente na periodontite apical pós-tratamento. É a espécie mais frequentemente isolada e é também, normalmente, o isolado predominante no canal. As frequências mais elevadas de isolamento de E. faecalis foram registadas por Peciuliene et al. e Pinheiro et al. com 64% e 53% dos dentes com cultura positiva, respetivamente. Outras bactérias frequentemente encontradas em dentes obturados com periodontite apical são os estreptococos alfa e não hemolíticos, Actinomyces spp, Lactobacillus spp e Propionibacterium spp, todos facultativos ou microaerofílicos. Os Staphylococcus spp. também são encontrados com mais frequência do que na periodontite apical primária. As bactérias anaeróbias estão claramente em minoria, e a sua frequência de isolamento em dentes obturados é inferior a 50%. As bactérias anaeróbias mais comuns são Prevotella spp. e Fusobacterium spp., Peptostreptococcus spp., Eubacterium spp., Bifidobacterium spp. e estirpes anaeróbias de Actinomyces e Lactobacillus. E Faecalis é provavelmente a espécie microbiana mais resistente à preparação quimio-mecânica, e a sua proporção na flora sobrevivente é mais elevada do que na flora inicial do canal radicular.[22]

E. FAECALIS NA PERIODONTITE APICAL PÓS-TRATAMENTO E RETRATAMENTO Os enterococos são as bactérias dominantes em dentes tratados com periodontite apical pós-tratamento. Ao contrário da periodontite apical primária, as bactérias anaeróbias constituem a minoria da flora; E. faecalis é a espécie mais frequentemente isolada e é geralmente o isolado predominante no canal.[4]

Engstro investigou a ocorrência de enterococos em 223 dentes. O crescimento foi encontrado em 134 amostras (60,1%), e os enterococos foram encontrados em 20 casos (14,9%). A frequência de isolamento de enterococos foi de 12,1% (dos casos com cultura positiva) para tratamentos primários e de 20,9% para dentes previamente obturados.[23]

Molander et al. trataram 100 dentes obturados com periodontite apical e encontraram bactérias em 68% dos dentes. E. faecalis foi o isolado mais frequente, encontrado em 47% dos dentes com cultura positiva. Faecalis foi isolado em cultura pura.[24] Hancock et al. Trataram 54 dentes obturados com doença pós-tratamento e obtiveram crescimento microbiano dos canais radiculares de 33 dentes (61%). Encontraram E. faecalis em 10 dos dentes com cultura positiva (30%); em seis dentes, E. faecalis estava presente em cultura pura.[25] Recentemente, Siqueira & Rocas analisaram os microrganismos associados à doença pós-tratamento por meio de PCR. Foram coletadas amostras de canais radiculares de vinte e dois dentes com doença persistente, que foram selecionados para retratamento endodôntico. O ADN foi extraído das amostras e analisado quanto à presença de 19 espécies diferentes, utilizando a PCR. Todas as amostras foram positivas para pelo menos uma das 19 espécies estudadas. Enterococcus faecalis foi a espécie mais prevalente e foi detectada em 77% dos dentes. com sintomas agudos. Embora o E. faecalis seja a espécie dominante em dentes obturados com periodontite apical que resistiu a muitos procedimentos de tratamento, não há evidência de que seja responsável por infecções agudas graves.[26]

Suscetibilidade de E. Faecalis a pensos e irrigantes inter-ponto

Foi testada uma variedade de agentes antimicrobianos quanto à sua capacidade de eliminar o E. faecalis do sistema de canais radiculares. Estes incluem pensos interapontamentos, tais como hidróxido de cálcio, paramonoclorofenol canforado, fenol canforado e combinações mistas de antibióticos e esteróides, bem como irrigantes, tais como NaOCl, digluconato de clorexidina, acetato de clorexidina e compostos de iodo. A E.faecalis é a bactéria mais resistente ao hidróxido de cálcio, tanto in vivo como in vitro.[4] Waltimo et al. demonstram que a E.faecalis é morta em 6-10 minutos em hidróxido de cálcio saturado. No entanto, a experiência clínica e as experiências in vitro utilizando blocos de dentina inoculados com E. faecalis mostraram claramente que é difícil, se não impossível, matar a E. faecalis na dentina, mesmo após períodos prolongados de incubação com hidróxido de cálcio.[27] O NaOCl é eficaz contra a E. faecalis tanto em soluções tamponadas como não tamponadas. O hipoclorito de sódio é um forte agente oxidante. O nível de cloro disponível é o fator crítico que afecta a atividade das soluções de hipoclorito de sódio. Estas soluções são instáveis. A concentração de cloro disponível deteriora-se com o tempo, a exposição à luz e ao calor e o contacto com o ar. O hidróxido de sódio está normalmente presente nas soluções para aumentar a alcalinidade. A concentração das soluções de hipoclorito de sódio utilizadas em endodontia pode variar de 0,5 a 5,25% de cloro disponível.[28] Gomes et al. sugeriram que é necessária uma incubação de 30 minutos para erradicar completamente o E. faecalis com NaOCl a 0,5%. Gomes et al. podem explicar em parte a persistência de E. faecalis no canal radicular.[29] Peciuliene et al. estudaram o efeito da instrumentação e da irrigação antibacteriana sobre a E. faecalis em dentes retratados in vivo. Sugeriram que a irrigação com hipoclorito de sódio não pode eliminar previsivelmente a E. faecalis do canal radicular.[30]

Foi introduzido o MTAD, que é uma mistura de um isómero de tetraciclina, um ácido e um detergente.

O MTAD deve ser utilizado sozinho ou em combinação com outras soluções de irrigação, como o NaOCl. O MTAD remove eficazmente a camada de smear layer e tem atividade antibacteriana. As experiências que utilizaram superfícies de dentina infectadas ou dentina infetada demonstraram que o MTAD mata eficazmente as bactérias salivares, mesmo após 5 minutos de incubação, e tem potencial para facilitar a erradicação de E. faecalis da dentina infetada quando utilizado juntamente com NaOCl.[4] A clorexidina é bactericida em concentrações clinicamente adequadas. É eficaz contra uma vasta gama de bactérias Gram-negativas e Gram-positivas, bem como contra leveduras. Gomes et al. demonstraram in vitro que eram necessários apenas 30 s para erradicar completamente a E. faecalis com soluções de gluconato de clorexidina a 0,2-2% em água, em comparação com 5 minutos ou mais com NaOCl em concentrações inferiores a 5,25%. Gomes et al. também demonstraram que, enquanto a clorexidina líquida a 0,2% matava o E. faecalis em 30 s, o gel de clorexidina com a mesma concentração necessitava de 2 h para obter o mesmo resultado.[29]

Lui et al. compararam o efeito antibacteriano da pasta de hidróxido de cálcio e das pontas de guta-percha impregnadas com clorexidina contra E. faecalis em raízes de pré-molares superiores humanos in vitro. Ambos os medicamentos mostraram uma melhor atividade antibacteriana do que o controlo negativo; o hidróxido de cálcio foi, no entanto, mais eficaz do que as pontas de guta-percha impregnadas com clorexidina.[31]

Sukawat & Srisuwan compararam o efeito do hidróxido de cálcio puro e do hidróxido de cálcio combinado com clorexidina (0,2%) ou com monoparaclorofenol canforado (CMCP), utilizando o modelo de bloco de dentina humana e E. faecalis como organismo de teste. O hidróxido de cálcio combinado com o CMCP matou eficazmente o organismo testado na dentina, enquanto que não foi encontrada qualquer diferença entre o hidróxido de cálcio puro e o hidróxido de cálcio combinado com a clorexidina.[32]

RESISTÊNCIA ANTIMICROBIANA DOS ENTEROCOCOS

Os enterococos são intrínseca ou naturalmente resistentes a vários antimicrobianos, incluindo b-lactâmicos (cefalosporina e penicilinas semissintéticas resistentes à penicilinase), clindamicina, baixas concentrações de aminoglicosídeos e fluoroquinolonas. São naturalmente sensíveis à ampicilina e à vancomicina, mas podem adquirir resistência a estes antibióticos após exposição. São capazes de desenvolver resistência à tetraciclina, aos macrólidos, aos glicopeptídeos (vancomicina e teicoplanina), ao cloranfenicol e a concentrações elevadas de b-lactâmicos, bem como aos aminoglicosídeos. A aquisição de resistência a antibióticos ocorre através da aquisição de genes de resistência em plasmídeos ou transposomas de outros organismos. Enterococos secretam feromonas que estimulam a síntese da substância de agregação de superfície Os enterococos têm recebido uma atenção crescente devido ao desenvolvimento de resistência a múltiplos medicamentos antimicrobianos. Este facto pode dever-se à sua predominância nas infecções nosocomiais.

Os enterococos resistentes à vancomicina (VRE) representam provavelmente o desafio mais sério entre muitos micróbios com resistência aos antibióticos, como fonte de infecções clínicas humanas.[4]

ACTINOMYCES

O género Actinomyces engloba um grupo heterogéneo de bastonetes Gram-positivos não ácido-rápidos, não móveis, não formadores de esporos, obrigatoriamente anaeróbios e anaeróbios facultativos. As células de Actinomyces têm 0,4-1 mm de largura, são curtas (1,5-5 mm de comprimento) ou mais longas (5-50 mm de comprimento). Podem ser rectas, curvas, ramificadas ou pleomórficas e podem ocorrer isoladamente, aos pares, em grupos ou em cadeias curtas. A maioria das espécies são anaeróbios facultativos, enquanto algumas são anaeróbios obrigatórios. As espécies de Actinomyces são fermentativas, utilizando geralmente hidratos de carbono para produzir ácidos fórmico, acético, lático e succínico.[33]

Associação com infecções intrarradiculares primárias

As espécies de Actinomyces são habitantes normais da cavidade oral, pelo que a sua ocorrência em infecções endodônticas não é surpreendente. São, sem dúvida, um dos primeiros colonizadores da polpa exposta, dada a sua elevada prevalência na dentina cariada.[5] Verificou-se que espécies de Actinomyces, juntamente com espécies dos géneros Eubacterium e Propionibacterium, invadiram a polpa com lesões dentinárias profundas, mesmo antes de ocorrer a exposição pulpar. As espécies de Actinomyces podem fazer parte da microbiota associada a infecções intra-radiculares primárias, independentemente da presença ou não de sintomas . 7 estejam ou não presentes.

ASSOCIAÇÃO COM DOENÇAS PÓS-TRATAMENTO

Juntamente com as espécies de actinomicetos, o P.propionicum também foi encontrado em associação com doenças pós-tratamento, tendo sido relatada a sua ocorrência em infecções intra-radiculares persistentes/secundárias.

Infeção intra-radicular persistente e secundária

As infecções intra-radiculares secundárias são causadas por microrganismos que não estavam presentes na infeção intra-radicular primária, mas que entraram no canal radicular após alguma intervenção terapêutica e conseguiram colonizar esse ambiente. A quebra de assepsia durante o tratamento é uma das principais causas de infecções secundárias. As infecções intra-radiculares persistentes são causadas por microrganismos que sobreviveram aos procedimentos antimicrobianos intra-canal associados à terapia do canal radicular. Os microrganismos envolvidos nas infecções persistentes podem ser membros da infeção primária ou de uma infeção secundária. A infeção intra-radicular persistente tem sido considerada a causa mais comum de doenças endodônticas pós-tratamento.[34]

Borssen e Sundqvist encontraram espécies de Actinomyces em 10,6% de 235 amostras de canais radiculares que tinham culturas bacterianas positivas. Foram isoladas vinte e cinco estirpes de Actinomyces. Destas, 17 estirpes provinham de canais radiculares de dentes com polpas necróticas, cinco de dentes com raízes e três de dentes com polpas vitais. Vinte e três cepas apareceram em culturas mistas e puderam ser eliminadas por meio de tratamento endodôntico convencional. O P. propionicum também foi isolado de dentes obturados associados à periodontite apical, com prevalência variando de 2% a 8% dos dentes.[35] Siqueira et al, utilizando nested PCR, identificaram P. propionicum em mais de 50% das amostras de canais radiculares obtidas de dentes associados a doença pós-tratamento. Esse foi o maior valor de prevalência relatado para essa espécie bacteriana em infecções intra-radiculares persistentes. E a possível explicação para este resultado foi a maior sensibilidade e exatidão do método.[36]

Ainda não se sabe exatamente como é que as espécies Actinomyces e P. propionicum sobrevivem em dentes obturados com raízes, mas o seu isolamento em dentes obturados com raízes associadas a periodontite apical sugere que estas espécies podem contribuir para a etiologia da doença pós-tratamento, participando numa infeção intra-radicular persistente ou secundária.

CANDIDA

Os fungos são microrganismos eucarióticos quimioorganotróficos que podem participar de infecções endodônticas e, portanto, podem participar da etiologia das doenças perirradiculares. Os fungos foram ocasionalmente encontrados em infecções primárias dos canais radiculares, mas parecem ocorrer mais frequentemente nos canais radiculares de dentes obturados em que o tratamento falhou. A

Candida albicans é, de longe, a espécie fúngica mais frequentemente isolada de canais radiculares infectados, e esta espécie tem sido considerada um microrganismo dentinofílico devido à sua afinidade invasiva com a dentina.[37] Os fungos constituem uma pequena parte da microbiota oral. A maior proporção da microbiota fúngica é composta por espécies de Candida. A Candida albicans é a espécie fúngica mais comummente detectada na cavidade oral tanto de indivíduos saudáveis como de indivíduos medicamente comprometidos. A incidência de C albicans na cavidade oral foi relatada como sendo de 30% a 45% em adultos saudáveis e de 95% em doentes infectados com o vírus da imunodeficiência humana. O dorso da língua é considerado o habitat oral primário da C albicans, enquanto outros locais podem ser colonizados secundariamente. Esses locais incluem a mucosa e a supragengiva, a dentina e a raiz.[38] As infecções fúngicas são normalmente "doenças dos doentes" e é necessário que exista alguma predisposição para que o hospedeiro seja afetado. Os fungos constituem uma pequena parte da microbiota oral. A maior proporção da microbiota fúngica é composta por espécies de Candida. Os fungos são microrganismos eucarióticos quimioorganotróficos que podem ser encontrados em duas formas básicas: bolores e leveduras. Os bolores são fungos filamentosos multicelulares constituídos por túbulos cilíndricos ramificados. As leveduras são fungos unicelulares e as células têm uma forma esférica ou oval.[37]

COLONIZAÇÃO DA DENTINA POR FUNGOS

As células de Candida podem também coagregar-se e/ou ligar-se a bactérias. A fixação focal inicial de células individuais a um substrato é seguida de perto pela divisão celular, proliferação e desenvolvimento do biofilme. Os biofilmes maduros de Candida apresentam uma estrutura tridimensional complexa e uma extensa heterogeneidade espacial. Pensa-se que esta complexidade estrutural representa a disposição espacial óptima para facilitar o influxo de nutrientes, a eliminação de produtos residuais e o estabelecimento de micro-nichos em todo o biofilme. A arquitetura global do biofilme pode variar em função do substrato em que é formado e das suas condições de crescimento. Além disso, diferentes estirpes de C. albicans e diferentes Candida spp. diferem na sua capacidade de formar biofilmes. Os biofilmes de C. albicans podem variar em espessura de 25 a mais de 450 um. A colonização da dentina pode ser um passo importante durante a infeção do sistema de canais radiculares. A invasão dos túbulos dentinários pode proteger as células microbianas dos efeitos dos procedimentos intracanais e pode desempenhar um papel importante no estabelecimento de infecções persistentes do canal radicular. As leveduras têm em média 1 a 6 mm de diâmetro, enquanto as hifas têm geralmente 1,9 a 2,6 mm de diâmetro. Com base nessas dimensões celulares, pode-se supor que os fungos têm a capacidade de penetrar nos túbulos dentinários. E esta suposição é apoiada por alguns estudos.[39]

Sen et al investigaram os padrões de crescimento de C albicans em relação à dentina radicular humana e observaram blastóporos e estruturas hifais nas paredes do canal radicular de todos os espécimes. A maioria destas estruturas, em particular as pseudo-hifas, mostrou penetração nos túbulos dentinários. Foi proposto que a capacidade de deteção de contacto (thigmotropism) das estruturas hifais de Candida tornava inevitável a invasão dentária. Por conseguinte, com base nesta afinidade invasiva com a dentina, consideraram a C albicans um microrganismo dentinofílico.[40] Sen et al. revelaram que o esmalte e o cemento eram facilmente colonizados por C albicans. Foram observadas hifas penetrando em fissuras ou crescendo sobre as cristas. Quando uma camada de esfregaço estava presente na dentina, havia um biofilme espesso constituído por diferentes formas de Candida. Em contraste, na ausência de smear layer, o biofilme não estava presente e havia colónias distintas, mas separadas, em estudos consecutivos.[41] Sen et al demonstraram que a presença da smear layer aumentava a adesão da C albicans à dentina. Colocaram a hipótese de que este aumento da adesão era atribuível à disponibilidade da estrutura orgânica desintegrada da dentina e à disponibilidade de iões de cálcio como fonte de crescimento e adesão.[42] Num estudo in vitro, Waltimo et al investigaram a penetração das células de C albicans nos túbulos dentinários humanos e registaram uma ligeira penetração tanto das hifas como das células de levedura. Alguns túbulos foram invadidos; a profundidade de penetração foi de até 60 mm. No entanto, a penetração in vivo da C albicans nos túbulos dentinários revelou-se vigorosa. A razão para a menor penetração in vitro pode ser a utilização de agentes para remover a camada de esfregaço. O NaOCl e o EDTA têm sido geralmente utilizados para remover a smear layer. Este procedimento, por sua vez, diminui o conteúdo orgânico (principalmente colagénio) e inorgânico (principalmente Ca++) da dentina. Assim, a dentina deixa de ser um substrato adequado para a Candida, demonstrando uma menor fixação e penetração.[43]

FUNGOS EM INFECÇÕES ENDODÔNTICAS PRIMÁRIAS

Os fungos não têm sido relatados como membros comuns da microbiota associada a infecções endodônticas primárias. A sua ocorrência tem sido relatada por alguns investigadores utilizando culturas, métodos de genética molecular e microscopia eletrónica in situ.[37]

Moller isolou uma espécie de Candida de 1 de 29 amostras de polpas necróticas de dentes com coroas intactas que apresentaram crescimento positivo.[44] Lana et al isolaram C tropicalis de 2 pacientes, e S cerevisiae de 1 de 27 pacientes com canais radiculares inicialmente infectados.[45] Baumgartner et al detectaram C albicans em 5 de 24 amostras de canais radiculares através de um ensaio de reação em cadeia da polimerase.[46] Debelian et al. relataram o isolamento de Saccharomyces cerevisiae em 1 de 26 canais radiculares associados a lesões perirradiculares assintomáticas. Também detectaram essa espécie fúngica no sangue de um paciente submetido à terapia endodôntica.[47] Siqueira et al investigaram os padrões de colonização microbiana em infecções primárias de canais radiculares através de microscopia eletrónica de varrimento e encontraram células semelhantes a leveduras em 1 de 15 dentes examinados. Estas estavam a formar uma grande colónia com algumas células em processo de brotamento. Além disso, a presença de células de levedura foi demonstrada nas lacunas de reabsorção das superfícies radiculares periapicais e também no granuloma perirradicular.[48]

FUNGOS EM INFECÇÕES ENDODÔNTICAS PERSISTENTES OU SECUNDÁRIAS

Os fungos foram ocasionalmente encontrados em infecções primárias dos canais radiculares, mas parecem ser mais comuns nos canais radiculares de dentes obturados em que o tratamento falhou.

Nair et al. observaram a presença de leveduras em 2 de 9 amostras de biópsia em bloco cirúrgico de lesões perirradiculares refractárias ao tratamento endodôntico.[49] Waltimo et al. relataram a ocorrência de fungos em 47 de 692 casos de infeção endodôntica persistente, seja em cultura pura ou juntamente com bactérias. O C albicans foi o isolado mais comum. Outras espécies fúngicas isoladas foram Candida glabrata, Candida guilliermondii e Candida inconspicua.[50] Sundqvist et al isolaram C albicans de 2 de 24 canais de dentes em que o tratamento endodôntico tinha falhado.[51] Em condições semelhantes, Molander et al encontraram C. albicans em 3 de 68 amostras e Peciuliene et al, em 6 de 33 dentes obturados com cultura positiva associada a lesões perirradiculares. Hancock et al recuperaram C albicans de 1 de 34 dentes obturados com lesões perirradiculares crónicas que apresentavam crescimento microbiano detetável.[52] Pinheiro et al encontraram espécies de Candida em 2 de 51 pacientes utilizando cultura,[53] enquanto Siqueira e Rocxas detectaram C albicans em 2 de 22 pacientes utilizando a reação em cadeia da polimerase. Em conjunto, todos esses relatos corroboram a afirmação de que os fungos podem ganhar acesso aos canais radiculares através de contaminação durante a terapia endodôntica e podem estar envolvidos na etiologia de lesões perirradiculares recalcitrantes.[54]

Suscetibilidade a medicamentos endodônticos antimicrobianos

Os endodontistas há muito que estão conscientes da necessidade de utilizar estratégias antimicrobianas adequadas que incluam a eliminação de fungos dos canais radiculares infectados. Este facto pode ser atestado pela afirmação de Grossman: "Um dos problemas no tratamento endodôntico é a presença de organismos do género Candida nos canais radiculares infectados; é necessário eliminar estes organismos para manter o tecido periapical num estado normal ou para o restaurar a um estado de saúde". Propôs a utilização de agentes antifúngicos como medicação intra-canal. A maioria das pastas antibióticas continha um agente antifúngico, principalmente nistatina ou caprilato de sódio. Isso reflete a importância que era atribuída aos fungos nas infecções endodônticas naquela época. No entanto, com o declínio do uso de antibióticos na terapia endodôntica, devido aos riscos óbvios de seleção de microrganismos resistentes e sensibilização do hospedeiro, o uso de substâncias com efeitos antifúngicos na terapia endodôntica passou a receber pouca atenção.[55] Smith e Wayman avaliaram os efeitos antimicrobianos do ácido cítrico e do hipoclorito de sódio e relataram que a C albicans era mais resistente do que a E faecalis ou espécies de Bacillus. Além disso, o ácido cítrico não foi tão eficaz como o NaOCl[56] . Sen. et al investigaram as propriedades antifúngicas da clorexidina a 0,12%, do NaOCl a 1% e do NaOCl a 5% e verificaram que a C albicans era mais resistente na presença de smear layer do que na ausência de smear layer. Quando a camada de esfregaço estava ausente, o NaOCl começou a apresentar atividade antifúngica após 30 minutos[57] . Noutro estudo,

Sen et al avaliaram o efeito antifúngico do EDTA na C albicans em comparação com outros desinfectantes e agentes antifúngicos de rotina, utilizando o teste de difusão em ágar. Revelaram que o EDTA tinha a atividade antifúngica mais eficaz. A nistatina, o cetoconazol e a solução de gluconato de clorexidina a 1,5% apresentaram a atividade seguinte mais eficaz. Uma solução de NaOCl a 5% gerou grandes zonas de inibição e seguiu-se a estas substâncias em termos de eficácia. A diminuição da concentração de NaOCl (2,5%) reduziu significativamente a sua atividade antifúngica[58] .

Waltimo et al avaliaram a suscetibilidade de 7 estirpes de C albicans a 4 desinfectantes: iodeto de potássio e iodo, acetato de clorexidina, hipoclorito de sódio e hidróxido de cálcio. Além disso, foram testados todos os pares possíveis de desinfectantes para comparar o efeito da combinação e dos seus componentes. As células de C albicans foram altamente resistentes ao hidróxido de cálcio[59] . Siqueira et al investigaram a capacidade antifúngica de vários medicamentos contra C albicans, C glabrata, C guilliermondii, C parapsilosis e S cerevisiae. Enquanto a pasta de hidróxido de cálcio em CPMC/glicerina mostrou os efeitos antifúngicos mais pronunciados, o hidróxido de cálcio em glicerina ou a clorexidina e a clorexidina em detergente também mostraram uma atividade antifúngica muito inferior à da pasta de hidróxido de cálcio em CPMC/glicerina[60] . Com base nestes relatórios, parece que alguns medicamentos, como o digluconato de clorexidina, as combinações de hidróxido de cálcio (com CPMC ou clorexidina) e o EDTA, têm potencial para serem utilizados como medicamentos intracanais eficazes em doentes com suspeita de infeção fúngica.

OUTROS MICRORGANISMOS ENVOLVIDOS EM DOENÇAS ENDODÔNTICAS PÓS-TRATAMENTO ESTREPTOCOCOS

Os estreptococos compreendem uma proporção relativamente elevada, aproximadamente 20%

(intervalo 16-50%), dos microrganismos recuperados dos canais dos dentes com doença pós-tratamento. O género Streptococcus contém uma gama diversificada de espécies, das quais os estreptococos orais se dividem em quatro grandes grupos. A análise das espécies de Streptococcus isoladas de dentes com doença pós-tratamento endodôntico indica que nenhuma espécie ou grupo em particular tem uma prevalência mais elevada. Os estreptococos têm em comum uma capacidade preferencial de invasão dos túbulos dentinários, o que deve favorecer sua capacidade de entrar e se estabelecer no sistema de canais radiculares. A adesina de superfície estreptocócica medeia a ligação à dentina, bem como facilita a invasão da dentina, e a invasão estreptocócica da dentina pode também facilitar a co-invasão de outras espécies. A capacidade dos estreptococos de penetrarem ou se esconderem nos túbulos dentinários pode ser atribuída ao seu padrão de crescimento em cadeia, uma caraterística fenotípica partilhada com os enterococos. Existem algumas evidências que sugerem que os estreptococos são difíceis de erradicar durante o tratamento do canal radicular. Num estudo que avaliou as bactérias antes e depois da instrumentação dos canais radiculares, foram isoladas repetidamente espécies de Streptococcus em até três sessões de tratamento.[61]

BIOFILMES EM DOENÇAS ENDODÔNTICAS PÓS-TRATAMENTO

O biofilme pode ser definido como uma comunidade microbiana multicelular séssil caracterizada por células que estão firmemente ligadas a uma superfície e enredadas numa matriz autoproduzida de substâncias poliméricas extracelulares (EPS). Nos biofilmes bacterianos, as células individuais crescem e agregam-se para formar microcolónias (populações) que se encontram incorporadas e distribuídas de forma não aleatória na matriz de EPS e separadas por canais de água.[62]

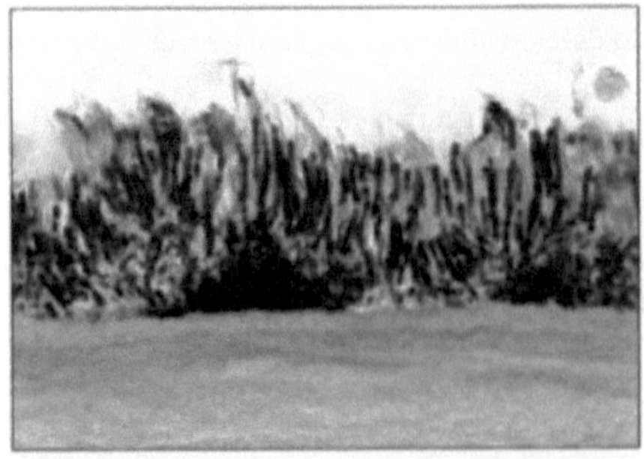

Biofilme bacteriano endodôntico. Secção tirada no terço apical da raiz mesial de um molar mandibular com polpa necrótica e lesão de periodontite apical.

Na maioria dos biofilmes, as populações bacterianas representam menos de 10% da massa seca, enquanto a matriz de EPS pode representar mais de 90%. Os biofilmes dentários podem apresentar até 300 ou mais camadas de células de espessura A matriz de EPS confere características únicas à comunidade do biofilme e é essencial para a fisiologia, produção e existência do biofilme. Os EPS são biopolímeros hidratados. Normalmente são polissacáridos, mas também proteínas, ácidos nucleicos e lípidos segregados pelas células do biofilme[63] .

A PERIODONTITE APICAL COMO UMA DOENÇA INDUZIDA POR BIOFILME

Parsek & Singh propuseram os seguintes critérios para estabelecer um nexo de causalidade entre os biofilmes e uma determinada doença infecciosa

(i) As bactérias infectantes estão aderidas ou associadas a uma superfície (por "associadas" entende-se que os agregados/co-agregados bacterianos não precisam de estar firmemente ligados à superfície).

(ii) O exame direto do tecido infetado mostra que as bactérias formam aglomerados ou micro-colónias envoltas numa matriz extracelular.

(iii) A infeção está geralmente confinada a um local específico e, embora possa ocorrer disseminação, é um evento secundário.

(iv) A infeção é difícil ou impossível de erradicar com antibióticos, apesar do facto de os microrganismos responsáveis serem susceptíveis de serem mortos no estado celular planctónico[64] .

Um quinto critério foi ainda acrescentado por Hall-Stoodley& Stoodley:

(v)Eliminação ineficaz do hospedeiro, que pode ser evidenciada pela localização de colónias bacterianas em áreas do tecido do hospedeiro associadas a células inflamatórias do hospedeiro[65] .

A acumulação de neutrófilos polimorfonucleares e macrófagos em torno de agregados/co-agregados bacterianos in situ aumenta consideravelmente a suspeita de envolvimento do biofilme na causa da doença.

Ricucci & Siqueira propuseram outro critério:

(vi) A eliminação ou a perturbação significativa da estrutura e da ecologia do biofilme conduz à remissão do processo da doença.[66]

ETIOLOGIA NÃO-MICROBIANA: REACÇÃO DE CORPO ESTRANHO

Materiais exógenos que causam reação de corpo estranho no periápice

Os materiais de obturação radicular, outros materiais endodônticos e partículas de alimentos podem atingir os tecidos periapicais e causar uma reação de corpo estranho que pode estar associada a radiolucências que permanecem assintomáticas durante muitos anos.

GUTTA PERCHA

O material sólido de obturação dos canais radiculares mais utilizado é preparado comercialmente a partir de guta percha (trans-poliisopreno), o exsudado coagulado da árvore Plaquium gutta da Ásia. Os cones de guta percha são considerados biocompatíveis e bem tolerados pelos tecidos humanos. No entanto, a presença de guta percha em excesso está associada a uma cicatrização interrompida ou atrasada do periápice.[67] A lixiviação do óxido de zinco dos cones de guta percha demonstrou ser citotóxica in vitro, irritante para os tecidos in vivo e associada a uma reação inflamatória adjacente. A resposta dos tecidos à guta percha foi especificamente estudada utilizando gaiolas de teflon implantadas subcutaneamente, nas quais a guta percha provocou dois tipos distintos de reação tecidular. Grandes pedaços de guta percha foram bem encapsulados por colagénio e o tecido circundante estava livre de inflamação. Em contraste, as partículas finas de guta percha provocaram uma reação tecidular intensa e localizada, caracterizada pela presença de macrófagos e células gigantes. Além disso, os cones de guta percha comerciais podem ficar contaminados com substâncias irritantes para os tecidos que podem iniciar uma reação de corpo estranho no periápice.

GRANULOMA DE PULSO ORAL

O granuloma de pulso oral é uma entidade histopatológica distinta. Denota uma reação de corpo estranho a partículas de alimentos vegetais, particularmente sementes de leguminosas como ervilhas, feijões e lentilhas (leguminosas) que se alojam nos tecidos orais. As lesões também são referidas como angiopatia hialina de células gigantes, granuloma vegetal e granuloma induzido por alimentos.[69] Os granulomas de pulso periapicais estão associados a dentes grosseiramente danificados por cáries e com história de terapia endodôntica. O granuloma de pulso é caracterizado pela presença de anéis/corpos hialinos intensamente iodados e positivos para ácido periódico de Schiff, rodeados por células gigantes e células inflamatórias. A celulose das plantas tem sido sugerida como sendo o agente indutor do granuloma. No entanto, as sementes de leguminosas são os vegetais mais frequentemente envolvidos nestas lesões granulomatosas.[70]

MATERIAIS QUE CONTÊM CELULOSE E CÉLULAS VEGETAIS

Sabe-se que os materiais que contêm celulose e as células vegetais são capazes de causar uma reação inflamatória crónica se estiverem presentes no tecido periapical. A celulose é um material estranho e o corpo humano não possui enzimas para degradar a celulose. A celulose pode estar presente na lesão a partir das pontas de papel; outra fonte possível são os grânulos de algodão. A contaminação das pontas de papel com bactérias contribui ainda mais para o desenvolvimento de uma resposta inflamatória mais forte.[71]

SELANTES ENDODÔNTICOS

Os selantes são muitas vezes extrudidos para a área periapical durante a obturação radicular, em particular com várias técnicas de obturação radicular termoplástica. Não se espera que pequenas quantidades de selante causem grandes problemas de cicatrização. No entanto, se o cimento for contaminado por bactérias de um canal mal instrumentado e desinfectado, será um centro de inflamação contínua e, consequentemente, de PTED. Em situações raras, mesmo pequenas quantidades de cimento, guta-percha, ou ambos, podem ser extrudidos para fora do canal radicular na superfície óssea sob o periósteo. Isto pode ocorrer quando o forame apical está naturalmente localizado nesta área. A experiência clínica tem demonstrado que a área permanece sensível à palpação mesmo durante vários meses, e o paciente pode também sentir dor espontânea, o que constitui uma indicação de PTED.[72]

CRISTAIS DE COLESTEROL

O colesterol é um lípido da família dos esteróides que está presente em todos os tecidos animais. Chole-stereos significa "sólido biliar" devido à sua ocorrência em cálculos biliares. O colesterol foi o primeiro esteroide a ter a sua estrutura elucidada. O colesterol é um componente importante das membranas das células animais e é um fator determinante das propriedades das membranas. É abundante nos tecidos "ricos em membranas" (mielina) e nas células (células secretoras) e é o precursor dos ácidos biliares, da provitamina D3 e de várias hormonas. As lesões da periodontite apical contêm frequentemente depósitos de cristais de colesterol que aparecem como fendas tecidulares estreitas e alongadas em secções histopatológicas. Os cristais dissolvem-se em solventes gordos utilizados para o processamento de tecidos e deixam para trás os espaços que ocupavam como fendas. A prevalência registada de fendas de colesterol na periodontite apical varia entre 18% e 44%. Acredita-se que os cristais se formam a partir do colesterol libertado pelos granulócitos no local da infeção. Os granulócitos geram metabolitos reactivos de oxigénio que promovem a formação de cristais de colesterol. Os cristais de colesterol no tecido atraem a acumulação de células de defesa do hospedeiro, em particular os macrófagos, num esforço para remover os cristais por fagocitose. Os macrófagos são incapazes de eliminar os cristais, o que pode ser parcialmente devido ao seu grande tamanho em comparação com as células.[73]

FRACTURA VERTICAL DA RAIZ

A fratura vertical da raiz (FRV) pode ser considerada como um tipo especial de PTED. A FRV pode ocorrer em dentes que não foram tratados endodonticamente, mas é mais comum em raízes que têm uma obturação radicular (com ou sem um pilar). Embora a FRV não seja uma verdadeira periodontite apical, ela causa sinais e sintomas que são muitas vezes mal interpretados como periodontite apical persistente ou emergente. A fratura vertical da raiz pode ocorrer em qualquer dente (incisivo, canino, pré-molar ou molar) e é sempre vestibulo-lingual. Começa na raiz e é frequentemente invisível no início, tanto clínica como radiograficamente, exceto pela possibilidade de dor.[74]

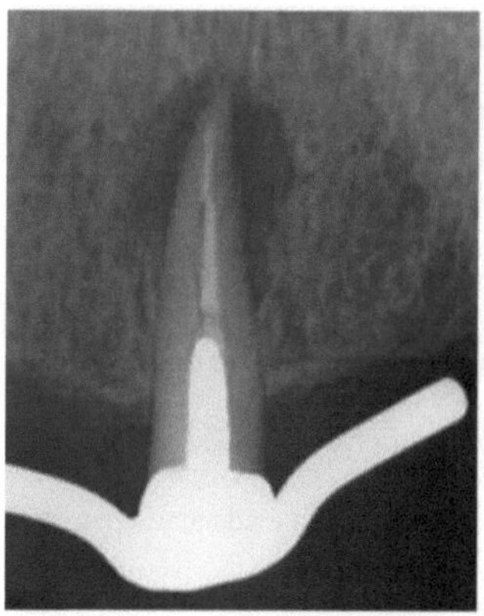

DENTE RACHADO E DENTE DIVIDIDO

A fissura dentária é outro tipo de fratura dentária longitudinal. Ao contrário da FRV, começa na coroa, é mesio-distal e ocorre apenas em pré-molares e molares. Tal como a FRV, não é uma verdadeira infeção endodôntica. No entanto, muitas vezes causa sintomas que podem ser confundidos com PTED.[75]

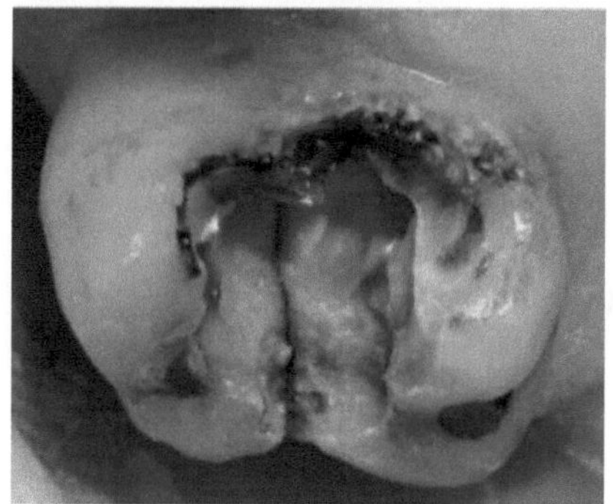

FUGA CORONAL

A fuga coronal tem sido sugerida como uma possível causa de PTED. Vários estudos indicaram que pelo menos algumas bactérias podem penetrar profundamente no canal radicular preenchido em apenas algumas semanas se o canal e a obturação radicular não estiverem corretamente selados com uma restauração coronal. A maioria destes estudos demonstrou a contaminação do meio líquido na extremidade apical da raiz por bactérias que foram colocadas num reservatório coronal no espaço de algumas semanas ou meses, enquanto alguns estudos demonstraram a existência de bactérias entre a dentina da parede do canal e o complexo guta-percha-cimento utilizando técnicas microscópicas. Apesar da grande quantidade de informação, a verdadeira importância da fuga coronal ainda não foi totalmente demonstrada. Khayat et al. mostraram que quando os 3 mm coronais da obturação radicular foram removidos e selados com cera pegajosa, não ocorreu fuga de bactérias, ao passo que todas as obturações radiculares deixadas intactas (efectuadas com condensação lateral ou vertical) foram penetradas no prazo de 30 dias. Além disso, outros estudos utilizaram cera pegajosa em grupos de controlo onde não foi possível detetar fugas; no entanto, a cera pegajosa não é adequada para uso clínico devido às suas propriedades físicas.76Cavit, IRM e óxido de zinco eugenol (ZOE) são considerados materiais de obturação temporários com boas propriedades de selagem. Barthel et al. mostraram que o cimento de ionómero de vidro, sozinho ou combinado com o IRM, proporcionava uma melhor proteção contra a fuga bacteriana do que o Cavit ou o IRM isoladamente.[77]

IMPORTÂNCIA DA FUGA CORONAL NO INSUCESSO DO TRATAMENTO DO CANAL RAIZ O canal radicular obturado pode ser recontaminado por microrganismos de várias formas: atraso na colocação de uma restauração coronal após o tratamento do canal radicular. Embora os materiais de restauração provisórios, como o cavit G e os cimentos de óxido de zinco reforçado com eugenol, tenham boas propriedades de selagem, tendem a dissolver-se lentamente na presença de saliva e a selagem pode quebrar-se. Se uma restauração provisória tiver uma espessura inadequada, ocorrerá uma fuga.

Fratura da restauração coronal ou do dente, preparação do espaço do pilar para a colocação de uma restauração retida pelo pilar quando a secção apical remanescente da obturação radicular tem uma densidade e/ou comprimento inadequados.[78]

PREPARAÇÃO PÓS-ESPAÇO E FUGA CORONAL

A restauração de um dente com obturação radicular requer, por vezes, a utilização de um pilar intra-canal. Durante a preparação mecânica do espaço para o pilar, é possível que a obturação radicular seja torcida ou vibrada, com rutura do selamento. Para evitar este problema, começou a ser utilizada a colocação de cones seccionais de prata ou de guta percha na porção apical do canal radicular. A obturação tridimensional de todo o canal com guta percha revestirá a parede do canal radicular com o cimento 79 e poderá permitir a obturação dos canais radiculares laterais.

RELEVÂNCIA CLÍNICA DA FUGA CORONAL

Ao contrário do grande número de estudos que demonstram a fuga coronal in vitro, muito poucos estudos se centraram na sua relevância clínica.

Ray & Trope correlacionaram a qualidade da obturação radicular e da restauração coronária permanente em 1010 dentes com o estado periapical avaliado a partir de radiografias. Foram examinadas radiografias de boca inteira de fichas de novos pacientes seleccionadas aleatoriamente na Faculdade de Medicina Dentária da Universidade de Temple (Filadélfia, PA, EUA). Foi encontrada uma correlação mais forte entre a presença de uma lesão periapical e uma restauração coronal deficiente do que uma má qualidade do tratamento endodôntico. A combinação de uma boa restauração (GR) e de uma boa qualidade endodôntica (GE) registou a maior ausência de inflamação perirradicular (API), com 91,4%. Isto foi significativamente mais elevado do que a má restauração (PR) combinada com a má qualidade endodôntica (PE), com uma taxa de API de apenas 18,1%. O impacto da GR pareceu ser maior do que o da GE.[80]

Num estudo recente, foram utilizados critérios clínicos e radiográficos para avaliar o estado periapical, endodôntico e coronal de 745 dentes obturados, seleccionados aleatoriamente de pacientes que frequentavam a Faculdade de Medicina Dentária da Universidade de Ghent (Bélgica). Curiosamente, quando apenas a pontuação clínica foi utilizada para avaliar a qualidade da restauração coronal, as taxas de API para GR e PR não diferiram significativamente (68,9% e 63,2%). No entanto, quando a avaliação foi baseada no exame radiográfico, as taxas de API para GR e PR (76,2% e 50,9%) diferiram significativamente. A coloração de Brown e Brenn de secções longitudinais de 29 espécimes de raízes demonstrou a presença de bactérias ao longo da parede principal do canal, bem como nos túbulos dentinários no terço coronal em 28 espécimes. Num espécime, foram observadas bactérias no terço apical do canal radicular, mas não nos terços médio ou coronal. Um dos nove espécimes de raiz onde o terço coronal foi destruído durante a extração mostrou bactérias no terço apical. Embora baseados numa amostra relativamente pequena, estes dois estudos demonstraram que, apesar da exposição prolongada ao ambiente oral e às bactérias orais durante vários meses e até anos, a penetração bacteriana em grande escala no canal radicular obturado ocorreu apenas na porção coronal da raiz, enquanto na porção apical os métodos histológicos utilizados não revelaram bactérias na grande maioria das raízes.[81]

PREVENÇÃO DA FUGA CORONAL

É essencial, após o tratamento do canal radicular, que o sistema de canais seja protegido, tanto quanto possível, de fugas subsequentes. No caso dos molares, o pavimento da câmara pulpar deve ser coberto com um revestimento de ionómero de vidro após a remoção do excesso de guta-percha e do selante. As cavidades de acesso coronal dos dentes que não podem ser restauradas imediatamente devem ser revestidas com um material de obturação provisório patenteado, assegurando que tem pelo menos 3,5 mm de espessura para reduzir as fugas.[82]

Etiologia não microbiana: Cistos periapicais sustentam a periodontite apical pós-tratamento

CISTO PERIAPICAL

Um quisto é uma cavidade patológica fechada, revestida por um epitélio que contém um material líquido ou semi-sólido. O termo quisto deriva do grego Kystis que significa saco ou bexiga. Existem diversas lesões císticas no corpo humano que são normalmente classificadas como congénitas, neoplásicas, parasitárias, de retenção, de implantação e inflamatórias. Os quistos periapicais são quistos inflamatórios dos maxilares nos ápices dos dentes com polpas infectadas e necróticas.[8]

RELEVÂNCIA CLÍNICA NA PERIODONTITE APICAL PRIMÁRIA E PÓS-TRATAMENTO

O impacto clínico da diferença estrutural entre os quistos verdadeiros apicais e os quistos de bolsa também deve ser considerado. O objetivo da terapia não cirúrgica do canal radicular é a eliminação da infeção do canal radicular e a prevenção da reinfeção através da obturação radicular. Os quistos de bolsa periapicais, particularmente os mais pequenos, podem cicatrizar após a terapia do canal radicular. A dinâmica dos tecidos de um quisto verdadeiro é autossustentável, uma vez que a lesão já não depende da presença ou ausência de infeção do canal radicular. Por conseguinte, é menos provável que os quistos verdadeiros, particularmente os de grandes dimensões, sejam resolvidos por uma terapia não cirúrgica do canal radicular. Pode argumentar-se que a prevalência de quistos na periodontite apical pós-tratamento deve ser substancialmente mais elevada do que na periodontite apical primária.[83]

Nair investigou biópsias em bloco histologicamente fiáveis de lesões de periodontite apical pós-tratamento e revelou dois espécimes quísticos (13%), possivelmente quistos verdadeiros, o que é bastante superior aos 9% de quistos verdadeiros observados num grande estudo sobre lesões de periodontite apical principalmente primárias.[84]

Capítulo 3. DIAGNÓSTICO

RADIOLUCÊNCIA PERIAPICAL PERSISTENTE APÓS TRATAMENTO DO CANAL RADICULAR

Este termo é usado para dentes que têm regiões periapicais que não apresentam sinais radiográficos de cicatrização óssea dentro de quatro ou cinco anos após o tratamento ortógrado de rotina do canal radicular. As várias condições que constituem o diagnóstico diferencial para dentes obturados nesta categoria são.

Periapical conditions that could present as a persistent periapical radiolucency following root canal treatment
A Chronic apical periodontitis due to an infected root canal system
B An extraradicular infection
C A periapical true cyst
D A foreign body reaction
E A periapical scar

Considera-se que quatro a cinco anos é o período de tempo necessário para a avaliação da resposta de cicatrização periapical, uma vez que algumas lesões podem demorar este tempo a cicatrizar. Se os sinais radiográficos de cicatrização completa forem evidentes antes de 4-5 anos, então o caso teve um resultado favorável. No entanto, se não existirem sinais radiográficos de reparação e não existirem sintomas ou outros sinais, esses casos devem ser revistos durante, pelo menos, 4-5 anos para determinar se a radiolucência irá reduzir de tamanho antes de se considerar que houve um resultado desfavorável, ou seja, uma radiolucência persistente. Se a radiolucência tiver reduzido de tamanho, pode indicar uma cicatriz periapical ou pode indicar que o canal ainda está infetado. As primeiras quatro condições (A-D) listadas na imagem acima requerem geralmente um tratamento adicional, como um novo tratamento do canal radicular e/ou cirurgia periapical, ou extração. No entanto, a última condição (E, uma cicatriz periapical) não requer qualquer tratamento ativo, mas deve ser gerida através da marcação de novas revisões para monitorizar a região, uma vez que não é possível diagnosticar definitivamente uma cicatriz periapical durante um exame clínico e radiográfico.[85]

NOVA PATOSE PERIAPICAL ASSOCIADA A UM DENTE OBTURADO

Este termo é utilizado para um dente que foi submetido a um tratamento de canal há muitos anos e as análises iniciais do dente e dos seus tecidos periapicais indicavam que a região periapical tinha cicatrizado após o tratamento, mas posteriormente desenvolveu-se uma nova radiolucência. A nova radiolucência indica que o sistema de canais radiculares voltou a ficar infetado (excluindo fratura da raiz, etc.). Normalmente, esta avaliação não seria efectuada antes de decorridos mais de cinco anos após a conclusão do tratamento anterior do canal radicular, de modo a dar tempo aos casos que demoram a apresentar sinais radiográficos de cicatrização do tecido periapical. Este termo também pode ser utilizado se não existia radiolucência na altura do tratamento original do canal radicular e a região periapical manteve um aspeto radiográfico normal durante o período de acompanhamento inicial (ou seja, até cinco anos), mas a radiolucência desenvolveu-se mais tarde. Esta radiolucência indica que o sistema de canais radiculares foi infetado após o tratamento do canal radicular.[86]

EXAME

Para chegar a um diagnóstico e a um plano de tratamento, é essencial examinar o doente minuciosamente. O exame faz parte do processo de diagnóstico que começa com uma história médica e dentária exaustiva, com especial ênfase no problema apresentado. A informação fornecida pela história dentária deve permitir ao médico formar um diagnóstico provisório antes de examinar o doente. O exame clínico pode então ser direcionado de forma adequada para confirmar este diagnóstico provisório, tendo simultaneamente em conta que quaisquer achados ou resultados de testes que não sejam consistentes com esse diagnóstico provisório podem indicar um diagnóstico alternativo. Ao recolher a história dentária de um doente com um dente obturado, o médico deve tentar obter o máximo de informação possível sobre o diagnóstico e tratamento anteriores. Isto deve incluir perguntar quando é que o tratamento foi efectuado, uma vez que esta informação é importante para determinar se a condição periapical atual é uma condição nova ou persistente, tal como descrito acima. Isto, por sua vez, pode afetar a gestão e o tratamento do doente. Também é vantajoso questionar o paciente sobre quem fez o tratamento anterior, para que esse dentista específico possa ser contactado para solicitar detalhes (incluindo radiografias) do diagnóstico, tratamento e quaisquer revisões subsequentes que tenham sido concluídas. Os dentes obturados ou que tenham sido submetidos a outras formas de tratamento endodôntico (incluindo tratamento de canal que não tenha sido concluído) normalmente não apresentam sintomas ou sinais de doença pulpar, uma vez que a polpa foi removida. Por conseguinte, nestes casos, é a condição do sistema de canais radiculares que tem de ser diagnosticada, o que normalmente significa determinar se o sistema de canais radiculares está ou não infetado.

Os aspectos essenciais de um exame clínico incluem:

Exame visual dos tecidos duros e moles

Exame dos dentes e das restaurações

Avaliação periodontal

Ensaios de mobilidade

Percussão

Palpação

Transiluminação

Teste da mordida e

Teste de sensibilidade pulpar de dentes adjacentes.

Um exame radiográfico é também essencial, sendo as radiografias periapicais as imagens mais comuns e, geralmente, as mais úteis. Podem ser necessárias radiografias periapicais de vários ângulos e outras imagens, como radiografias bitewing, radiografias panorâmicas, tomografia computorizada, varrimento de feixe cónico, etc., podem ser úteis em alguns casos. O diagnóstico final deve consistir nos quatro aspectos seguintes:

a) Identificação do dente em causa;

b) Avaliação do estado do sistema de canais radiculares;

c) Avaliação do estado dos tecidos perirradiculares; e

d) Identificação da(s) causa(s) da(s) doença(s).

Em resumo, o processo de diagnóstico deve ser considerado como um "exercício de recolha de informação". Uma vez recolhida a informação, esta deve ser processada e organizada de modo a fornecer o diagnóstico.[87]

A elaboração da flora microbiana do canal radicular foi estabelecida utilizando métodos sofisticados de cultura anaeróbia que foram especificamente desenvolvidos para o cultivo de muitos agentes patogénicos humanos obrigatoriamente anaeróbios. A identificação bacteriana convencional tem-se baseado numa série de testes bioquímicos, que são particularmente sensíveis à técnica. Uma diferença relativamente pequena no procedimento de cultura pode influenciar os resultados e levar a um diagnóstico incorreto dos micróbios. Uma cultura bem sucedida baseia-se num microrganismo viável que vive e cresce em placas ou em meios líquidos. Os avanços na técnica molecular aumentaram a nossa capacidade de diferenciar as bactérias e levaram ao estabelecimento de novos géneros e espécies.

DIRECÇÃO ACTUAL E FUTURA DA MICROBIOLOGIA ENDODÔNTICA

As bactérias são consideradas como os principais microrganismos implicados na etiologia da periodontite apical e o seu envolvimento tem sido fortemente apoiado por numerosos estudos que utilizam métodos de microscopia, cultura e microbiologia molecular. A cultura tem sido tradicionalmente utilizada para investigar a microbiota endodôntica e permitiu o estabelecimento de um conjunto de espécies que se pensa participarem na patogénese da periodontite apical. Mas a cultura também tem sido significativamente complementada por estudos de microbiologia molecular e os métodos moleculares têm confirmado. As investigações das espécies que ocorrem nas infecções endodônticas foram divididas em cinco gerações, com base nos princípios dos métodos utilizados

A primeira geração de estudos utilizou métodos de cultura abertos, que revelaram muitas espécies cultiváveis em associação com a periodontite apical. Os resultados desta geração de estudos foram significativamente refinados após a introdução de métodos de cultura anaeróbia na investigação endodôntica

(2)A segunda geração inclui estudos que utilizaram métodos de deteção molecular fechados, como a reação em cadeia da polimerase (PCR) específica da espécie e os seus derivados, bem como o ensaio original de hibridação em tabuleiro de xadrez, para detetar bactérias cultiváveis. Estes métodos são geralmente mais sensíveis do que a cultura e permitiram a inclusão de algumas espécies difíceis de cultivar no conjunto de patogénios endodônticos putativos.

(3)A terceira geração é representada por estudos que adoptaram métodos moleculares abertos, como a PCR de largo espetro seguida de clonagem e sequenciação de Sanger ou polimorfismo de comprimento de fragmento de restrição terminal (T-RFLP), que expandiram o conhecimento da diversidade bacteriana nas infecções endodônticas para incluir não só bactérias cultiváveis, mas também bactérias ainda não cultivadas e não caracterizadas.

(4)A quarta geração envolveu análises moleculares fechadas com PCR e hibridização reversa em estudos clínicos de grande escala para investigar a prevalência e a associação de bactérias cultiváveis e ainda não cultivadas com infecções endodônticas.

(5)A quinta geração utiliza tecnologias de sequenciação de ADN de nova geração (NGS), especialmente a abordagem de pirosequenciação, para uma análise aberta e de cobertura profunda da infeção endodôntica.[10]

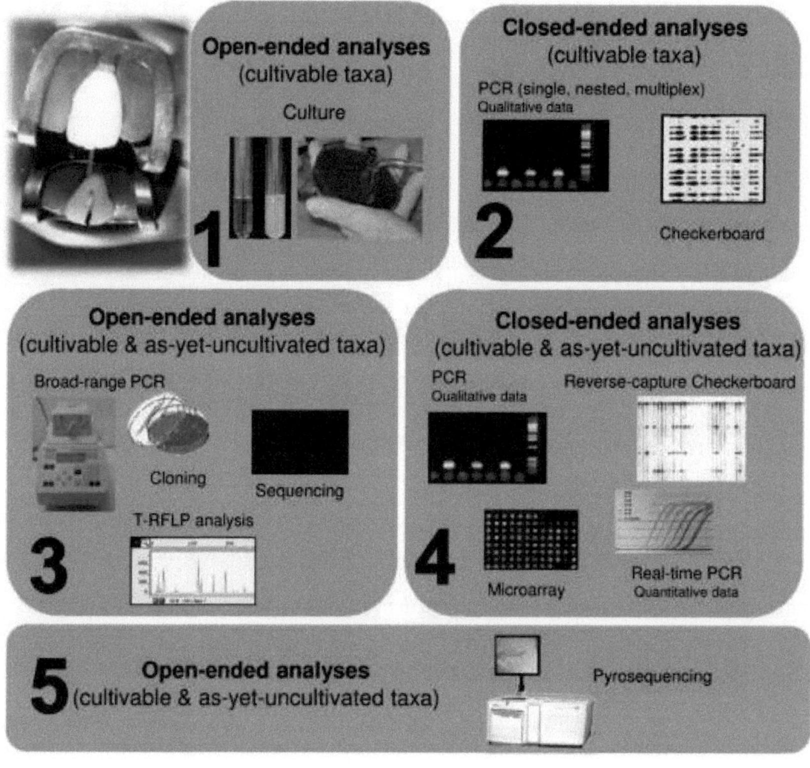

As cinco gerações de estudos em microbiologia endodôntica.

Capítulo 4. CONCEITO DE CONSIDERAÇÃO E SELECÇÃO DE CASOS

A estratégia de seleção de casos sugerida baseia-se em considerações que ou excluem completamente o retratamento, ou o restringem de uma forma que pode diminuir os potenciais benefícios e aumentar os riscos; o balanço benefício-risco modificado resultante pode já não compensar o da cirurgia apical. Estas considerações centram-se em: Considerações do paciente, Motivação para reter o dente, Motivação para procurar o melhor resultado a longo prazo, preocupações críticas de tempo, preocupações críticas financeiras, Considerações do dente, Local da infeção, Obstáculos do canal radicular, Perfuração, Restauração, factores periodontais e estéticos,

CONSIDERAÇÕES DO PACIENTE: A atitude dos doentes e dos médicos em relação à doença periapical e à utilidade do seu tratamento difere significativamente. Para além disso, a motivação para reter todos os dentes e para procurar o melhor resultado de tratamento a longo prazo pode variar.

MOTIVAÇÃO PARA RETER O DENTE: O esforço considerável associado tanto ao retratamento como à cirurgia apical só é justificável pelo potencial de reter o dente doente. Para o paciente desmotivado, recomenda-se a extração.

MOTIVAÇÃO PARA PROCURAR O MELHOR RESULTADO A LONGO PRAZO: Para o paciente que está recetivo a um compromisso em termos de resultado a longo prazo, o procedimento de cirurgia apical mais fácil é recomendado quando se espera que o retratamento seja muito elaborado, a menos que a cirurgia seja contra-indicada por motivos de saúde, anatomia ou acessibilidade.

PREOCUPAÇÕES CRÍTICAS DE TEMPO: Para o paciente com restrições de tempo, recomenda-se o procedimento de cirurgia apical mais rápido. No entanto, o desconforto e a recuperação pós-operatória associados podem implicar perda de tempo de trabalho e de rendimentos, pelo que devem ser tidos em conta.

PREOCUPAÇÕES FINANCEIRAS CRÍTICAS: Para o paciente com restrições financeiras que está recetivo a um compromisso para minimizar os custos, a cirurgia apical é recomendada quando o custo combinado do retratamento e da restauração é considerado proibitivo.

CONSIDERAÇÕES SOBRE O DENTE: O paciente indica uma preferência pelo retratamento, o dente e os tecidos circundantes são examinados com o objetivo de identificar condições clínicas que possam afetar negativamente o prognóstico. Deve ser dada especial atenção ao reconhecimento de obstáculos que possam limitar a capacidade do clínico para materializar o benefício total do retratamento,

LOCAL DA INFECÇÃO: A infeção por microrganismos do canal radicular é melhor eliminada por retratamento, enquanto a infeção por microrganismos extrarradiculares (periapicais) é melhor eliminada por cirurgia apical. Em contraste, a infeção associada a uma fissura ou fratura vertical da raiz não pode ser previsivelmente eliminada por nenhum dos procedimentos.

OBSTÁCULOS DO CANAL RADICULAR: Para materializar o benefício total do retratamento, eliminação da infeção do canal radicular, o canal deve ser renegociado em toda a sua extensão. Os principais obstáculos que devem ser considerados são

Calcificação

Sistema de canais radiculares divergentes

Suspeita de saliência

Cimento de endurecimento duro

Instrumento avariado

FACTORES RESTAURADORES, PERIODONTAIS E ESTÉTICOS: Os dentes considerados como tendo um prognóstico restaurador ou periodontal sem esperança devem ser extraídos. Com o suporte periodontal comprometido, a cirurgia apical pode resultar numa relação coroa/raiz desfavorável, pelo que se recomenda o retratamento. Nos dentes que apresentam um trato sinusal oro-facial, a cirurgia pode ter de ser realizada como adjuvante do retratamento para minimizar as cicatrizes associadas à cicatrização do seio.

CONSIDERAÇÃO DO CLÍNICO

Inclui:- Capacidade, Armamento, Disponibilidade de tempo, Tentativas de tratamento anteriores, Prevenção de potenciais doenças, Restauração coronal, Pós-restauração

CAPACIDADE: A capacidade é uma combinação de formação, competência e experiência. Os endodontistas especializados são geralmente mais capazes de tratar a doença pós-tratamento do que os dentistas não especializados.

ARMAMENTÁRIO: A utilização de instrumentos especiais pode otimizar a relação risco-benefício tanto do retratamento como da cirurgia apical. Sem uma opção de encaminhamento, se apenas os instrumentos necessários para efetuar um dos procedimentos estiverem disponíveis para o médico assistente, esse procedimento é recomendado.

DISPONIBILIDADE DE TEMPO: Em circunstâncias específicas (áreas remotas, clínicas comunitárias), uma carga de trabalho excessiva pode impedir o médico de efetuar um retratamento elaborado de um caso complexo. Apenas nestas circunstâncias, e sem uma opção de encaminhamento, é recomendada a cirurgia em vez do retratamento complexo.

TENTATIVAS DE TRATAMENTO ANTERIORES: Se um procedimento anterior de retratamento ortógrado ou cirurgia apical não resultou em cicatrização, a qualidade desse procedimento deve ser avaliada. Se se considerar que a seleção inicial do caso foi adequada, mas a qualidade melhorável, recomenda-se novamente o mesmo procedimento. Caso contrário, recomenda-se o procedimento alternativo, uma vez que pode abordar melhor o local da infeção e permitir a cicatrização.

PREVENÇÃO DE DOENÇAS POTENCIAIS: Os dentes tratados endodonticamente podem parecer estar livres de quaisquer sinais de doença e, no entanto, albergar microrganismos no canal. A aparente ausência de doença sugere que existe um equilíbrio entre os microrganismos do canal radicular, o seu ambiente específico e o hospedeiro; se este equilíbrio for alterado por mudanças na tensão de oxigénio, no fornecimento de substrato ou na diminuição da resistência do hospedeiro, pode resultar em infeção e doença. Outro risco distinto que tem de ser considerado é a fuga coronal. Se for permitido que os microrganismos invadam e colonizem o espaço da câmara pulpar, podem propagar-se para invadir o canal obturado e estabelecer infeção e doença no espaço de semanas ou meses, mesmo que o canal radicular pareça estar bem obturado.

RESTAURAÇÃO CORONAL: Quando o sistema endodôntico (câmara pulpar, canais) foi exposto a fugas coronais ou cáries secundárias, o encerramento deste sistema por alteração da restauração, mesmo uma simples obturação, pode modificar o ambiente do canal (disponibilidade de oxigénio e substrato) para favorecer estirpes microbianas patogénicas que podem estabelecer infeção e doença.[88]

Capítulo 5. GESTÃO DAS DOENÇAS ENDODÔNTICAS PÓS-TRATAMENTO

Etapas do tratamento

A PTED pode ser gerida por

1) Não cirúrgico

2) Cirúrgico

Não cirúrgico

a) Instrumentação e remoção do enchimento a granel

b) Dissolução do restante material de enchimento e do selante

c) Desinfeção e desbridamento químico

d) Irrigação e ativação de irrigantes

a) INSTRUMENTAÇÃO E REMOÇÃO DO ENCHIMENTO A GRANEL

Pode não ser sensato tentar dissolver toda a obturação radicular, pois isso pode criar problemas em vez de os resolver, especialmente em dentes com anatomia complexa e áreas de istmo. Em vez disso, deve ser administrado um irrigante que enxagúe os componentes da obturação que foram soltos mecanicamente. As soluções complexantes de cálcio com EDTA (quelantes) são as que fazem mais sentido durante este passo. A razão para este facto pode ser dupla. Em primeiro lugar, o EDTA (e muito provavelmente também o ácido cítrico) tem um ligeiro efeito dissolvente na maioria dos selantes. Em segundo lugar, as soluções quelantes agressivas dissolvem os componentes inorgânicos das paredes do canal radicular e, assim, podem facilitar a remoção mecânica da obturação radicular. Para a irrigação do canal radicular, recomenda-se uma solução de EDTA a 17% (força máxima). Uma solução de ácido cítrico a 10% terá propriedades semelhantes e poderá ser mais barata e fácil de obter. Em alternativa, pode utilizar-se o MTAD, uma solução quelante disponível no mercado que contém ácido cítrico, doxiciclina e um detergente.

b) DISSOLUÇÃO DO RESTANTE MATERIAL DE ENCHIMENTO E DO SELANTE

Quando a maior parte do material de obturação tiver sido removido mecanicamente, pode ser indicada a mudança para um solvente. O clorofórmio tem o melhor historial: é altamente eficiente na dissolução do poliisopreno da guta-percha, da policaprolactona dos sistemas ligados por resina e da maioria dos selantes.

c) DESINFECÇÃO E DESBRIDAMENTO QUÍMICO

HIPOCLORITO DE SÓDIO

O hipoclorito de sódio (NaOCl) é o irrigante endodôntico de primeira escolha por muitas razões, incluindo a disponibilidade, o preço e a eficácia antimicrobiana. Na água, o NaOCl ioniza-se no ião sódio, Na+, e no ião hipoclorito, OCl-, estabelecendo o equilíbrio com o ácido hipocloroso (HOCl). O ácido hipocloroso é responsável pela atividade antibacteriana; o OCl- é menos eficaz do que o HOCl não dissolvido. O NaOCl é normalmente utilizado em concentrações entre 0,5% e 6%. É o único irrigante em Endodontia que pode dissolver tecido orgânico, incluindo a parte orgânica da smear layer. Deve ser utilizado durante toda a fase de instrumentação.[89]

Dunavant et al. compararam a eficácia do NaOCl a 1% ou 6% com a da clorexidina a 2% (CHX), Smear Clear e MTAD contra biofilmes de E. faecalis num sistema modelo in vitro. O seu modelo consistia em biofilmes cultivados num sistema de células de fluxo. Os biofilmes foram imersos em irrigantes de teste durante 1 ou 5 minutos. Os resultados mostraram que ambas as concentrações de NaOCl proporcionaram uma eliminação de biofilmes estatisticamente significativamente melhor do que qualquer um dos outros agentes testados. O NaOCl a 6% também removeu as células do biofilme.[90] Clegg et al. demonstraram uma diferença na eficácia do NaOCl a 6% e 3% contra as bactérias do biofilme, sendo a concentração mais elevada mais eficaz.[91]

O NaOCl é a única solução em Endodontia que pode, pelo menos em certa medida, dissolver o biofilme, para além de matar diretamente os micróbios no interior da película; deve ser considerada como a principal solução desinfetante durante a preparação quimio-mecânica dos canais radiculares infectados.

O hipoclorito de sódio é um irrigante eficaz para todas as apresentações de E. faecalis, incluindo a sua existência como biofilme.

DIGLUCONATO DE CLOREXIDINA

O digluconato de clorexidina é amplamente utilizado na desinfeção em medicina dentária devido à sua atividade antimicrobiana. Ganhou uma popularidade considerável na Endodontia como solução de irrigação e como medicamento intracanal. No entanto, a CHX não tem capacidade de dissolução de tecidos, pelo que não pode substituir o hipoclorito de sódio. A CHX permeia a parede celular microbiana ou a membrana externa e ataca a membrana citoplasmática ou interna da bactéria ou a membrana plasmática da levedura. Em concentrações elevadas, a CHX provoca a coagulação dos componentes intracelulares. Uma das razões para a popularidade da CHX é a sua substantividade (ou seja, a continuação do efeito antimicrobiano), uma vez que a CHX se liga aos tecidos duros e permanece antimicrobiana. A atividade da CHX depende do pH e é também muito reduzida na presença de matéria orgânica. Vários estudos compararam o efeito antibacteriano do NaOCl e da CHX a 2% contra infecções intracanais e mostraram pouca ou nenhuma diferença entre a sua eficácia antimicrobiana.[92]

Clegg et al. avaliaram a eficácia ex vivo do hipoclorito de sódio, CHX e MTAD contra biofilmes cultivados na dentina apical. O hipoclorito de sódio a seis por cento foi a única solução capaz de romper e remover completamente o biofilme após 15 minutos de exposição. A CHX a 2% matou as bactérias do biofilme, mas não foi capaz de romper a estrutura do biofilme. Embora a CHX possa matar as bactérias, o biofilme e outros detritos orgânicos não são removidos por ela. Os resíduos de tecido orgânico podem ter um efeito negativo na qualidade do selamento da obturação radicular permanente, tornando necessário o uso de NaOCl durante a instrumentação. O gel de clorexidina a dois por cento é eficaz na eliminação completa de E. faecalis dos túbulos dentinários até 15 dias.[91]

MTAD

O Bio Pure MTAD (Dentsply Tulsa Dental, Tulsa, OK) foi introduzido na Endodontia em 2003. Esta mistura de um isómero de tetraciclina (doxiciclina), ácido cítrico e um detergente demonstrou ser eficaz na remoção da camada de esfregaço, tendo sido sugerido ser mais eficaz do que o NaOCl e o EDTA contra E. faecalis e bactérias mistas. A sua eficácia é atribuída à sua atividade anti-colagenase, ao pH baixo e à capacidade de ser libertado gradualmente ao longo do tempo. No entanto, alguns destes resultados foram posteriormente contestados em estudos que concluíram que o efeito antibacteriano do MTAD era inferior ao do NaOCl a 6% e da clorexidina a 2%. Além disso, Dunavant et al. relataram que o NaOCl a 1% matou seis vezes mais E. faecalis em biofilmes (99,78%) do que o MTAD (16,08%).[90]

Pappen et al. testaram a eficácia do MTAD, do Tetra clean e de cinco soluções experimentais contra bactérias de biofilme. O Tetra clean foi mais eficaz contra biofilmes polimicrobianos com duas semanas do que o MTAD. Uma comparação da destruição de biofilmes pelo MTAD e pelas soluções experimentais indicou que o tipo de detergente na mistura de medicamentos pode ter sido de grande importância na eficácia das soluções contra biofilmes. Os efeitos do MTAD são melhorados quando o hipoclorito de sódio a 1,3% é utilizado como irrigante durante a instrumentação.[93]

QMiX

QMiX (Dentsply Tulsa Dental) é uma nova solução de irrigação que contém EDTA, clorexidina e um detergente (agente tensioativo); o seu pH é ligeiramente superior ao neutro. Um agente tensioativo diminui a tensão superficial das soluções e aumenta a sua molhabilidade. Além disso, permite uma melhor penetração de um irrigante no canal radicular.[94] O efeito do QMiX contra E. faecalis e biofilmes de placa mista foi avaliado num estudo realizado por Stojicic et al, utilizando biofilmes com três semanas de idade cultivados em discos de hidroxiapatite revestidos de colagénio em condições anaeróbias.

Os resultados demonstraram que o QMiX e o NaOCl a 2% eram superiores ao NaOCl a 1%, à CHX a 2% ou ao MTAD, matando duas a doze vezes mais bactérias do biofilme em um a três minutos. O NaOCl a 2% foi mais eficaz do que o QMiX ao fim de 1 minuto contra as bactérias do biofilme da placa bacteriana, mas ao fim de 3 minutos o QMiX matou mais bactérias do que qualquer outra solução testada.[95]

Um estudo in vitro realizado por Haapasalo et al., utilizando um novo tipo de modelo de infeção da dentina, concluiu que o QMiX era igualmente eficaz na eliminação da bactéria E. faecalis na dentina do que o NaOCl a 6%: mais de 40% e 60% das bactérias foram eliminadas por ambos em 1 minuto e 3 minutos, respetivamente. Ambas as soluções foram mais eficazes contra as bactérias no interior da dentina do que o NaOCl a 1% ou 2% ou a CHX a 2%.[94] ÁCIDO TETRA-ACÉTICO DE ETILENO DI AMINA (EDTA)

O EDTA é um aglutinante de cálcio (quelante) que ajuda na remoção da smear layer. A smear layer é composta principalmente por partículas de dentina embebidas numa massa amorfa de material orgânico que se forma nas paredes internas do canal radicular durante o procedimento de instrumentação. A camada de smear layer neutraliza os desinfectantes e pode bloquear ou retardar a penetração de medicamentos nos túbulos dentinários. Também interfere com a adesão de alguns e a penetração de todos os materiais de obturação radicular. Por conseguinte, ao facilitar a limpeza e a remoção do tecido infetado, o EDTA contribui para a eliminação das bactérias no canal radicular. Também foi demonstrado que a remoção da smear layer pelo EDTA melhora o efeito antibacteriano dos agentes desinfectantes utilizados localmente nas camadas mais profundas da dentina.[96]

Kishen et al. investigaram os efeitos dos irrigantes endodônticos na aderência de E. faecalis à dentina. Registaram-se aumentos significativos na adesão e na força de adesão após a irrigação da dentina com EDTA, enquanto o NaOCl os reduziu. Com o uso de CHX, a força de adesão aumentou, mas o ensaio de adesão mostrou uma redução no número de bactérias aderentes.[97]

Uma solução de ácido cítrico a 10% removerá a camada de esfregaço e, tal como o EDTA, tem pouco efeito contra a E. faecalis. Uma solução de benzoato de sódio a 0,1% adicionada ao ácido cítrico a 10% aumentará as hipóteses de matar a E. faecalis. O EDTA tem pouca atividade antibacteriana, mas é importante na sua capacidade de remover a porção inorgânica da smear layer, permitindo assim o acesso de outros irrigantes aos túbulos dentinários.

d) ACTIVAÇÃO DA IRRIGAÇÃO E DOS IRRIGANTES

A irrigação da área apical é de extrema importância no tratamento de qualquer forma de periodontite apical, porque é precisamente nessa área que a infeção do canal radicular encontra o sistema de defesa do hospedeiro. A utilização da ativação sónica/ultrassónica do irrigante ganhou popularidade. A ativação sónica do irrigante é de valor questionável. No entanto, parece haver um efeito aditivo claro da ativação ultra-sónica e do hipoclorito de sódio na água. O termo "irrigação ultra-sónica passiva" ou PUI refere-se ao facto de não se utilizar uma ponta para instrumentar as paredes do canal radicular, mas sim para ativar o irrigante no sistema de canais O efeito exato que transmite o reforço ultrassónico dos efeitos do NaOCl no canal radicular não é totalmente claro. O fluxo acústico e, muito provavelmente, também a cavitação, ou seja, a formação e subsequente colapso de bolhas de vapor de um líquido em fluxo numa região onde a pressão do líquido desce abaixo da sua pressão de vapor, parecem desempenhar um papel. A cavitação está relacionada com a geração de calor elevado no microambiente da bolha em colapso, o que pode explicar o efeito sinérgico da ativação ultra-sónica e do NaOCl. Devido ao facto de a ativação ultra-sónica gerar calor no irrigante, a PUI não deve ser utilizada em conjunto com solventes, uma vez que estes são facilmente inflamáveis e os seus vapores são potencialmente perigosos.[98]

DESINFECÇÃO FOTO-ACTIVADA

A desinfeção foto-activada (PAD) envolve a utilização de um corante foto-ativo (fotossensibilizador), principalmente o azul de toluidina O e o azul de metileno, que é ativado pela exposição à luz de um comprimento de onda específico na presença de oxigénio. A transferência de energia do fotossensibilizador ativado para o oxigénio disponível resulta na formação de espécies tóxicas de oxigénio, como o oxigénio singlete e os radicais livres. Estas espécies químicas reactivas podem danificar proteínas, lípidos, ácidos nucleicos e outros componentes celulares. A PAD visa especificamente os microrganismos, sem danos colaterais. Envolve a utilização de um fotossensibilizador (PS) que é ativado pela luz na presença de oxigénio.

Existem vários factores que influenciam o dano fotográfico, incluindo o tipo, a dose, o tempo de incubação e a localização do fotossensibilizador; a disponibilidade de oxigénio; o comprimento de onda da luz; a densidade de potência da luz; e a fluência da energia da luz. Uma caraterística importante da terapia fotodinâmica é a sua dupla seletividade inerente; em primeiro lugar, ao conseguir um aumento da concentração do fotossensibilizador através da ligação específica aos tecidos-alvo e, em segundo lugar, ao limitar a irradiação a um volume específico. Na terapia fotodinâmica antibacteriana, a fotodestruição é causada principalmente por danos na membrana citoplasmática e no ADN. A eficácia da PAD pode depender de factores ambientais e microbiológicos no local da infeção.[99]

ESTRATÉGIAS TERAPÊUTICAS AVANÇADAS PARA BIOFILMES ENDODÔNTICOS

As estratégias terapêuticas contra os biofilmes bacterianos centram-se (i) na inativação das bactérias residentes na estrutura do biofilme ou (ii) na rutura da estrutura do biofilme e na morte simultânea dos micróbios residentes. A figura mostra uma representação esquemática de diferentes estratégias anti-biofilme.

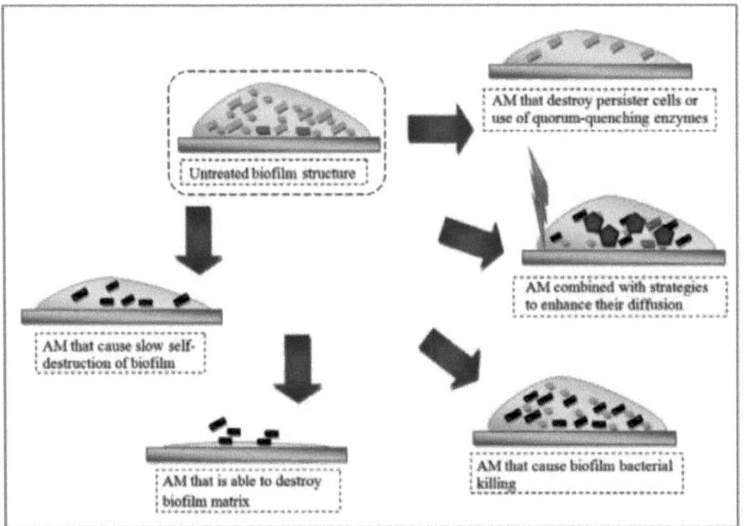

Diagrama esquemático que mostra diferentes estratégias anti-biofilme. AM: antimicrobiano.

Os objectivos são alcançados através de diferentes agentes antimicrobianos e/ou estratégias de tratamento. Incluem a aplicação de agentes antimicrobianos que

(i) Produzem uma destruição lenta da estrutura do biofilme;

(ii) Destruir células persistentes ou sinais de deteção de quorum num biofilme;

(iii) Difundem-se na estrutura do biofilme e matam as bactérias;

(iv) São utilizados em combinação com outras estratégias que aumentam a sua difusão na estrutura do biofilme; e

(v)Destruir tanto a matriz do biofilme como as bactérias residentes numa estrutura de biofilme.

Tendo em conta a natureza dos desafios apresentados pelo ambiente do canal radicular e pelos micróbios endodônticos, um requisito terapêutico fiável da desinfeção endodôntica deve ser a eliminação da estrutura do biofilme e a destruição completa das bactérias residentes, mesmo em locais não afectados por [100] procedimentos de instrumentação do canal radicular.

NANOPARTÍCULAS ANTIBACTERIANAS

As nanopartículas são partículas microscópicas com uma ou mais dimensões na gama de 1-100 nm. Reconhece-se que as nanopartículas têm propriedades que são muito únicas em relação às suas contrapartes a granel ou em pó. Verificou-se que as nanopartículas antibacterianas têm um amplo espetro de atividade antimicrobiana e uma propensão muito menor para induzir resistência microbiana do que os antibióticos. Está documentado que as lamas de óxido de magnésio (MgO) e de óxido de cálcio (CaO) actuaram de forma bactericida sobre as bactérias Gram-positivas e Gram-negativas, enquanto uma lama de óxido de zinco (ZnO) actuou de forma bacteriostática e apresentou uma atividade antibacteriana mais forte contra as bactérias Gram-positivas do que contra as Gram-negativas.[101] Os pós antibacterianos de MgO, CaO e ZnO geraram espécies activas de oxigénio, como o peróxido de hidrogénio e o radical anião superóxido, que são responsáveis pelo seu efeito antibacteriano. As nanopartículas, com a sua elevada área de superfície, densidade de carga e maior grau de interação com as células, apresentaram níveis mais elevados de atividade antibacteriana. A interação eletrostática entre nanopartículas com carga positiva e células bacterianas com carga negativa, e a acumulação de um grande número de nanopartículas na membrana celular bacteriana, tem sido associada ao aumento da permeabilidade da membrana e à rápida perda da função da membrana. Sabe-se que os iões de metais pesados têm efeitos diferentes nas funções das células bacterianas. [102]

Os iões de cobre induzem tensões oxidativas e afectam o ciclo redox, resultando em danos nas membranas celulares e no ADN. Os iões de zinco acima do nível limiar essencial inibem as enzimas bacterianas, incluindo a desidrogenase, o que, por sua vez, impede a atividade metabólica. Os iões de prata inactivam as proteínas e inibem a capacidade de replicação do ADN As nanopartículas sintetizadas a partir de pós de prata (Ag), óxido de cobre (CuO) e ZnO são atualmente utilizadas pela sua atividade antimicrobiana.[103] O quitosano (CS) é um biopolímero natural não tóxico derivado da desacetilação da quitina. Liga-se a superfícies carregadas negativamente e tem excelentes actividades antimicrobianas e antifúngicas. Os mecanismos exactos da ação antibacteriana da CS e dos seus derivados ainda não foram elucidados. No entanto, mesmo no caso das nanopartículas de CS, acredita-se que a interação eletrostática entre as nanopartículas de CS carregadas positivamente e a membrana celular bacteriana carregada negativamente altera a permeabilidade da célula bacteriana e a perda de função.[104]

Kishen et al, examinaram as propriedades antimicrobianas de ZnO e de selantes de canais radiculares à base de resina carregados com nanopartículas de CS e ZnO. Este estudo demonstrou que a adição de nanopartículas antibacterianas em selantes de canais radiculares melhora os efeitos antibacterianos directos (com base num ensaio antibacteriano direto) e difusíveis (com base num ensaio antibacteriano restrito à membrana) dos selantes de canais radiculares. Estudos demonstraram também que a aplicação de nanopartículas de CS reduz a aderência de E. faecalis à dentina radicular. O tratamento da dentina radicular com nanopartículas de ZnO, nanopartículas mistas de ZnO-CS, nanopartículas de CS-camada-ZnO, ou nanopartículas de CS produz uma redução de 80-95% na aderência de E. faecalis à dentina. A dentina radicular tratada com clorexidina e depois com nanopartículas mostra a redução máxima da aderência bacteriana.[105]

O vidro bioativo (BAG) tem sido alvo de um interesse considerável na desinfeção dos canais radiculares devido às suas propriedades antibacterianas. O BAG é constituído por SiO_2 , $Na_2 O$, CaO_2 e $P O_{25}$ em diferentes concentrações. O mecanismo antibacteriano do BAG tem sido atribuído a uma combinação de vários factores, incluindo: (i) um pH elevado; (ii) um aumento dos efeitos osmóticos; e (iii) a precipitação de Ca/P.

A aplicação do BAG não impediu eficazmente a recontaminação dos canais radiculares instrumentados. Foi sugerido que uma preparação ideal de suspensão/lama de vidro bioativo 45S5 para desinfeção do canal radicular deve combinar a capacidade de induzir um pH elevado com a capacidade de libertar continuamente espécies alcalinas. O BAG foi utilizado para promover a deposição de minerais no canal radicular, o que poderia, em última análise, substituir o uso de selantes endodônticos.[106]

TERAPIA FOTODINÂMICA ANTIMICROBIANA

A terapia fotodinâmica antimicrobiana (APDT) é um procedimento em duas etapas que envolve a introdução de um fotossensibilizador (Etapa 1: fotossensibilização do tecido infetado) seguida de iluminação com luz (Etapa 2: irradiação do tecido fotossensibilizado) do tecido sensibilizado, o que geraria uma fotoquímica tóxica na célula-alvo, levando à lise celular. O APDT tem o potencial de destruir células microbianas e células de mamíferos.[107]

Soukos et al. compararam o efeito do APDT utilizando uma combinação de azul de toluidina O (TBO) e luz vermelha contra S. sanguis e queratinócitos e fibroblastos gengivais humanos. Não registaram qualquer redução na viabilidade das células humanas, enquanto as bactérias foram eficazmente mortas.[108]

George & Kishen demonstraram uma taxa de sucesso de 97,7% na eliminação de Enterococcus faecalis em comparação com 30% de disfunção de fibroblastos humanos após APDT mediada por azul de metileno.

George & Kishen dissolveram o azul de metileno em diferentes formulações: água, 70% de glicerol,

70% de poli-etilenoglicol (PEG), ou uma mistura de glicerol:etanol:água (MIX) numa proporção de 30:20:50, e analisaram as características fotofísicas, fotoquímicas e fotobiológicas.

Mostraram que a agregação das moléculas de azul de metileno era significativamente maior em água quando comparada com as outras formulações. A formulação de azul de metileno à base de MIX teve uma penetração eficaz nos túbulos dentinários e aumentou a geração de oxigénio singlete, o que, por sua vez, melhorou a ação bactericida.[109]

DESINFECÇÃO DE CANAIS RADICULARES ASSISTIDA POR LASER

A natureza da interação laser-tecido é influenciada (i) pelas propriedades do laser, como o comprimento de onda, a densidade de energia e a duração do impulso; e (ii) pelas características ópticas do tecido, como a absorção, a reflexão, a transmissão e a dispersão. Diferentes tipos de lasers podem produzir efeitos diferentes no mesmo tecido, e o mesmo laser pode ter efeitos diferentes em diferentes tecidos. A natureza da absorção e transmissão da luz depende do comprimento de onda. Deve notar-se que a intensidade da luz não se mantém constante ao longo de um determinado volume de tecido. Por conseguinte, os efeitos do laser variam consoante a profundidade de penetração.[110]

Uma das principais desvantagens dos actuais irrigantes endodônticos antimicrobianos é o facto de o seu efeito bactericida se limitar principalmente ao lúmen principal do canal radicular.

Os lasers são utilizados principalmente na desinfeção dos canais radiculares para aumentar o grau de eliminação microbiana após os procedimentos de limpeza e moldagem. A desinfeção dos canais radiculares assistida por laser exige que o canal radicular seja preparado numa abordagem convencional, uma vez que os parâmetros do laser utilizado para a desinfeção não produzem efeitos ablativos no tecido dentinário.

Os lasers de infravermelhos, como os lasers de CO2, Nd: YAG, díodo e Erbium, têm sido utilizados na desinfeção endodôntica. O efeito bactericida dos lasers depende das características do comprimento de onda e da energia laser utilizada e, na maioria dos casos, deve-se aos seus efeitos térmicos. O efeito térmico induzido pelo laser produzirá uma alteração na parede celular bacteriana, levando a mudanças nos gradientes osmóticos, inchaço e morte celular. No entanto, quando aplicado à dentina radicular, a profundidade de penetração do laser depende de parâmetros como o comprimento de onda e a densidade de potência. Geralmente, a profundidade de penetração diminui com o aumento do grau de absorção pelo tecido. A distribuição da energia do laser ao longo do sistema de canais radiculares e a absorção da energia do laser pelos tecidos dentinários são questões importantes a considerar na desinfeção dos canais radiculares assistida por laser.[111] Schoop et al. demonstraram que o laser Nd: YAG proporcionava uma redução bacteriana de 85% a uma profundidade de 1 mm na dentina, quando comparado com o laser de díodo (810 nm), que produzia uma redução bacteriana de 63% a uma profundidade de 750 mm na dentina. A diferença na penetração do laser e na morte bacteriana é atribuída à diferença no grau de absorção dos diferentes comprimentos de onda da luz na dentina.[112] Bergman et al. tentaram definir o papel do laser como instrumento de desinfeção, utilizando a irradiação do laser Nd:YAG em determinados agentes patogénicos endodônticos in vitro. Concluíram que a irradiação com laser de Nd:YAG não é uma alternativa, mas um possível suplemento aos protocolos existentes para a desinfeção dos canais radiculares.[110] Não podem ser negligenciadas várias limitações que podem estar associadas à utilização intracanal de lasers de alta potência. A emissão da energia do laser a partir da ponta da fibra ótica ou da guia do laser é direccionada ao longo do canal radicular e não necessariamente lateralmente às paredes do canal radicular. Assim, é quase impossível obter uma cobertura uniforme da superfície do canal com um laser.[113] A emissão direta de irradiação laser a partir da ponta da fibra ótica na proximidade do forame apical pode resultar na transmissão de irradiação para além do forame apical, o que pode afetar negativamente os tecidos perirradiculares de suporte. Este efeito pode ser perigoso com dentes muito próximos do forame mentoniano ou do nervo mandibular. Para ultrapassar este problema, foi testado um sistema modificado de distribuição do feixe para lasers de Er: YAG. Este sistema consiste num tubo oco que permite a emissão lateral de radiação (disparo lateral) em vez da emissão direta através de uma única abertura na sua extremidade terminal.[114] Esta nova ponta endodôntica em espiral de disparo lateral foi concebida para se adaptar à forma e ao volume dos canais radiculares preparados por instrumentação rotativa de níqueltitânio. Emite a irradiação laser Er:YAG lateralmente para as paredes do canal radicular através de uma fenda em espiral localizada ao longo de toda a ponta. A ponta é selada na sua extremidade mais distante, impedindo a transmissão da irradiação para e através do forame apical do dente.[115] Noiri et al. investigaram o efeito anti-biofilme dos lasers de Er:YAG em biofilmes mono-espécie in vitro de A. naeslundii, E. faecalis, L. casei, P. acnes, F. nucleatum, P. gingivalis e *P.* nigrescens cultivados em discos de hidroxiapatite (HA) durante 21 dias (aerobicamente durante 7 dias e anaerobicamente durante 14 dias). Foi referido que a irradiação com Er: YAG produziu uma redução significativa do número de células viáveis na maioria dos biofilmes testados.[116] Yavari et al. examinaram a capacidade das configurações de alta potência da irradiação laser Er e Cr: YSGG (potências de saída de 2 W e 3 W, respetivamente, durante 16 s) para erradicar biofilmes mono-espécie de E. faecalis in vitro (48 horas). Concluiu-se que, embora os lasers Er e Cr:YSGG de 2 ou 3 W tenham mostrado propriedades antibacterianas sobre E. faecalis em modelos de canais radiculares, os seus efeitos foram menos notáveis do que os das soluções de NaOCl.[117]

Irrigação activada por laser (LAI) e fluxo fotoacústico iniciado por fotões (PIPS) na desinfeção de canais radiculares.

O mecanismo de interação dos lasers Er, Cr:YSGG com o irrigante líquido no canal radicular foi atribuído à absorção eficiente da luz de comprimento de onda do infravermelho médio pela água. Isto leva à vaporização do irrigante e à formação de bolhas de vapor, que se expandem e implodem com efeitos secundários de cavitação. Este processo induz o movimento do fluido a alta velocidade para dentro e para fora do canal. O componente térmico durante esta interação é moderado. A criação de bolhas é idêntica tanto na água como nas soluções de hipoclorito de sódio. Se o líquido não absorver a radiação, não há bolhas, cavitação, aumento de pressão ou movimento do fluido.[118]

Peters et al. estudaram a eficácia da desinfeção dos canais radiculares activada por laser e por ultra-sons em comparação com a irrigação convencional, especificamente a sua capacidade de remover *in vitro* biofilmes bacterianos com 3 semanas de idade formados nas paredes dos canais radiculares. Este estudo demonstrou que a desinfeção activada não removeu completamente os biofilmes bacterianos do terço apical do canal radicular e dos túbulos dentinários infectados. No entanto, a constatação de que a ativação por laser gerou mais amostras bacterianas negativas e deixou menos bactérias/biofilme apical do que a ativação por ultra-sons justifica uma investigação mais aprofundada. A evidência atual sobre se a terapia laser pode ser recomendada como adjuvante da desinfeção quimio-mecânica dos canais radiculares infectados é insuficiente.[119]

OZÓNIO

O ozono (O_2) é uma forma gasosa de oxigénio energizada e instável que se dissocia rapidamente em oxigénio (O_3), libertando uma forma reactiva de oxigénio, o oxigénio singlete (O_1). O oxigénio singlete é capaz de oxidar as células. O gás ozono (Heal Ozone; KaVo, Biberach, Alemanha) é atualmente utilizado clinicamente no tratamento endodôntico. No entanto, os resultados dos estudos sobre a sua eficácia contra os agentes patogénicos endodônticos têm sido inconsistentes. Esta inconsistência é atribuída à falta de informação sobre a duração ideal da aplicação e a concentração que deve ser utilizada. A concentração de gás ozono atualmente utilizada em Endodontia é de 4 g/m. Esta concentração demonstrou ser ligeiramente menos citotóxica do que o NaOCl (2,5%). O ozono aquoso (até 20 mg/mL) não mostrou essencialmente nenhuma toxicidade para as células orais in vitro.[120]

Hems et al. avaliaram o potencial do ozono como agente antibacteriano utilizando E. faecalis como micróbio de teste, tanto em culturas planctónicas como em biofilme (biofilme com 48 horas de idade cultivado num filtro de membrana de nitrato de celulose). Em ambas as culturas foram aplicados diferentes tempos de interação, de 30 a 240 segundos. Concluiu-se que o ozono tinha um efeito antibacteriano nas células planctónicas de E. faecalis e nas suspensas em fluidos, mas pouco efeito nas células incorporadas numa estrutura de biofilme.[121]

Huth et al. avaliaram a eficácia antimicrobiana do ozono aquoso (1,25-20 mg/mL) e gasoso (1-53 g/m3) como um antissético alternativo contra agentes patogénicos endodônticos em suspensão e num modelo de biofilme. E. faecalis, Candida albicans, Peptostreptococcus micros, e Pseudomonas aeruginosa foram cultivados em cultura planctónica ou em biofilmes mono-espécies em canais radiculares durante 3 semanas. Concluiu-se que o ozono gasoso e aquoso altamente concentrado foi eficaz em termos de dose, estirpe e tempo contra os microrganismos testados em suspensão e no modelo de teste de biofilme.[122] Kus;tarci et al. avaliaram a atividade antimicrobiana de um laser de titanil fosfato de potássio (KTP) e ozono gasoso em canais radiculares experimentalmente infectados. Verificou-se que tanto o laser de KTP como o ozono gasoso têm um efeito antibacteriano significativo nos canais radiculares infectados, sendo o ozono gasoso mais eficaz do que o laser de KTP. No entanto, o NaOCl a 2,5% foi superior nas suas capacidades antimicrobianas em comparação com o laser KTP e o ozono gasoso.[123]

ALTERNATIVAS À BASE DE PLANTAS E ENZIMAS

MORINDA CITRIFOLIA (MCJ)

A Morinda citrifolia (MCJ) é uma erva que tem uma vasta gama de efeitos antibacterianos, antivirais, antifúngicos, analgésicos, anti-inflamatórios e imunitários. A MCJ contém os compostos antibacterianos L-asperuloside e alizarina. Um estudo in vitro investigou a atividade antimicrobiana do gel de clorexidina a 2%, própolis, MCJ, iodo povidona a 2% (POV-I) e hidróxido de cálcio na dentina radicular infetada com E. faecalis. Observou-se que o gluconato de clorexidina produziu uma melhor eficácia antimicrobiana (100%), seguido de POV-I a 2% (87%), própolis (71%), MCJ (69%) e hidróxido de cálcio (55%).[124] Curcuma (Curcuma longa)

A curcuma (Curcuma longa) é muito utilizada como conservante alimentar no Sudeste Asiático. Tem sido utilizada na medicina tradicional para o tratamento de numerosas doenças. A curcumina (diferuloilmetano), o principal componente bioativo da curcuma, demonstrou ter um amplo espetro de acções biológicas, incluindo actividades anti-microbianas, anti-inflamatórias e antioxidantes.[125]

TRIFALA

O Triphala é constituído pelos frutos secos e em pó de três plantas medicinais: Terminalia bellerica,

Terminalia chebula e Emblica officinalis. O Triphala conseguiu matar 100% da E. faecalis em 6 minutos. Isto pode ser atribuído à sua formulação, que contém três plantas medicinais diferentes em proporções iguais; em tais formulações, os diferentes compostos podem ajudar a aumentar a potência dos compostos activos, produzindo um efeito aditivo ou sinérgico.

POLIFENÓIS DO CHÁ VERDE

Os polifenóis do chá verde são preparados a partir dos rebentos jovens da planta do chá Camellia sinensis e mostraram uma atividade antibacteriana estatisticamente significativa contra biofilmes de E. faecalis formados em substratos dentários.[126]

RESUMO E CONCLUSÃO

Os microrganismos são a principal causa das doenças endodônticas pós-tratamento, principalmente Enterococcus faecalis, Actinomyces, embora os fungos, principalmente Candida, sejam considerados como a principal causa de PTED. O E.faecalis raramente está presente na periodontite apical primária, mas é um organismo persistente que, apesar de constituir uma pequena proporção da flora em canais não tratados, desempenha um papel importante na etiologia da lesão perirradicular persistente após o tratamento do canal radicular. As espécies de Actinomyces são habitantes normais da cavidade oral e a sua ocorrência em infecções endodônticas não é, por isso, surpreendente. São indiscutivelmente um dos primeiros colonizadores da polpa exposta, dada a sua elevada prevalência na dentina cariada. A Candida Albicans é, de longe, a espécie fúngica mais frequentemente isolada dos canais radiculares infectados, tendo sido considerada um microrganismo dentinofílico devido à sua afinidade invasiva com a dentina. A Candida Albicans é mais comummente detectada na cavidade oral de indivíduos saudáveis e medicamente comprometidos e pode participar na etiologia de doenças perirradiculares. A Candida possui atributos de virulência - incluindo adaptabilidade a uma variedade de condições ambientais, adesão a uma variedade de superfícies. A transição, a formação de biofilme, juntamente com o biofilme acima referido, desempenha um papel importante na patogénese das PTED. Foram também sugeridas outras razões, incluindo cristais colestrais ou um verdadeiro quisto que se pode ter desenvolvido durante a infeção primária. É necessário um diagnóstico preciso para a gestão eficaz dos casos com PTED. Com base no diagnóstico preciso, é planeado o tratamento, quer o caso possa ser tratado por retratamento, cirurgia periapical e extração. No caso de retratamento, vários autores recomendam uma boa técnica asséptica, instrumentação adequada, irrigação do canal com vários irrigantes, como hipoclorito de sódio a 6%, clorexidina a 2% e EDTA a 17%, para erradicar os microrganismos do sistema de canais radiculares.faecalis. Juntamente com a instrumentação e a desinfeção adequadas, a esterilização completa pode ser útil para alcançar o sucesso e pode ser conseguida através de opções terapêuticas avançadas, incluindo desinfetante fotoactivado, nanopartículas antibacterianas, terapia fotodinâmica antimicrobiana, lasers, fluxo fotoacústico iniciado por fotões e ozono.

A fuga coronal é uma causa importante de insucesso do tratamento de canais radiculares, pelo que é essencial prestar a devida atenção à prevenção dessa fuga, tanto durante como após a terapia de canais radiculares, prestando especial atenção à restauração coronal do dente.

Referências

1. Haapasalo,M, shen YA .Razões para a doença endodôntica pós-tratamento persistente e emergente. Endodontic Topics 2011, 18, 31-50.

2. Nair PNR, Sjogren U, Kahnberg KE, Krey G, Sundqvist G. Bactérias e fungos intrarradiculares em dentes humanos assintomáticos com lesões periapicais resistentes à terapêutica: um estudo de acompanhamento a longo prazo por microscopia de luz e eletrónica. J Endod 1990: 16: 580-588.

3. Moller AJR, Fabricius L,Dahlen G, Sundqvist G, Desenvolvimento da periodontite apical e resposta bacteriana ao tratamento endodôntico. Infeção experimental do canal radicular em macacos com estirpes bacterianas seleccionadas. Eur J Oral Sci 2004: 112:207-215.

4. Portenier IS, Waltimo M.T. Haapasalo M. Enterococcus faecalis - o sobrevivente do canal radicular e "estrela" nas doenças pós-tratamento. Endodontic Topics 2003, 6, 135-159.

5. Hoshino E, Ando N, Sato M, Kota K. Invasão bacteriana da polpa dentária não exposta. Int Endod J 1992: 25: 2-5.

6. Siqueira JF Jr, Rocas IN, Souto R, Uzeda M, Colombo AP. Espécies de Actinomyces, estreptococos e Enterococcus faecalis em infecções primárias de canais radiculares. J Endod 2002: 28: 181-184.

7. Xia T, Baumgartner JC. Ocorrência de Actinomyces em infecções de origem endodôntica. J Endod 2003: 29: 549-552.

8. Taylor E. Dorland's Illustrated Medical Dictionary, 27th edn. Philadelphia: W.B. Saunders Co., 1988.

9. Nair,P.N, Etiologia não microbiana: reação de corpo estranho mantendo a periodontite apical pós-tratamento.Endodontic Topic 2003, 6, 114-134.

10. Siqueira JF Jr, Rocas IN, Estado atual e direções futuras em microbiologia endodôntica.Endodontic Topics 2014, 30, 3-22.

11. Friedman SH, Considerações e conceitos de seleção de casos na gestão de doenças endodônticas pós-tratamento (insucesso do tratamento). Endodontic Topics, 2002, 1, 54-78.

12. Rôças IN, Siqueira JF, Santos KRN. Associação do *Enterococcus faecalis* com diferentes formas de doenças perirradiculares. J Endod 2004;30:315-20.

13. Koch S, Hufnagel M, Theilacker C, Huebner J. Enterococcal infections: host response, therapeutic, and prophylactic possibilities. Vaccine 2004;22:822-30.

14. Gilmore MS. The *Enterococci:* pathogenesis, molecular biology, and antibiotic resistance (Os *Enterococos:* patogénese, biologia molecular e resistência aos antibióticos). Washington: ASM Press, 2002

15. Stuart HC, Schwartz SA, Beeson TJ, Enterococcus faecalis: o seu papel no insucesso do tratamento do canal radicular e o conceito atual de retratamento. J Endod 2006, 32, 2.

16. Rakita RM, Vanek NN, Jacques-Palaz K, Mee M, Mariscalco MM, Dunny GM, Snuggs M, Van Winkle WB, Simon SI. Enterococcus faecalis com substância de agregação é resistente à morte por neutrófilos humanos apesar da fagocitose e da ativação dos neutrófilos. Infect Immun 1999: 67: 6067-6075.

17. Toledo-Arana A, Valle J, Solano C, Arrizubieta MJ, Cucarella C, Lamata M, et al. (2001). A proteína de superfície enterocócica, Esp, está envolvida na formação de biofilme de Enterococcus faecalis. Appl EnvironMicrobiol 67:4538-4545.

18. Kayaoglu g, relação entre os factores de virulência do enterococcus faecalis e a doença

endodôntica. Crit Rev Oral Biol Med, 15(5):308-320 (2004)

19. Booth MC, Bogie CP, Sahl HG, Siezen RJ, Hatter KL, Gilmore MS. Análise estrutural e ativação proteolítica de Enterococcus faecalis cytolysin, um novo lantibiótico. Mol Microbiol 1996: 21: 1175-1184.

20. Mejare B. Streptococcus faecalis e Streptococcus faecium em canais radiculares dentários infectados no momento da obturação e a sua suscetibilidade à azidocilina e a alguns antibióticos comparáveis. Odontol Revy 1975: 26: 193-204.

21. Siren EK, Haapasalo MP, Ranta K, Salmi P, Kerosuo EN. Achados microbiológicos e procedimentos de tratamento clínico em casos endodônticos seleccionados para investigação microbiológica. Int Endod J 1997: 30: 91-95.

22. Haapasalo M, Endal U, Persistent, recurrent, and acquired infection of the root canal system post-treatment, Endodontic Topics 2003, 6, 29-56.

23. Engstrom B. A importância dos enterococos no tratamento dos canais radiculares. Odontol Revy 1964: 15: 87-106.

24. Molander A, Reit C, Dahlen G, Kvist T. Microbiological status of root-filled teeth with apical periodontitis. Int Endod J 1998: 31: 1-7.

25. Hancock HHI, Sigurdsson AD, Trope MB, Moiseiwitsch JB. Bactérias isoladas após um tratamento endodôntico mal sucedido numa população norte-americana. [Diversos]. Oral Surg Oral Med Oral Pathol Oral Radiol Endod 2001: 91: 579-586.

26. Siqueira JF Jr, Rocas IN. Análise de microrganismos associados ao insucesso do tratamento endodôntico com base na reação em cadeia da polimerase. Oral Surg Oral Med Oral Pathol Oral Radiol Endod 2004: 97: 85-94.

27. Waltimo TM, Siren EK, Orstavik D, Haapasalo MP. Suscetibilidade de espécies orais de Candida ao hidróxido de cálcio in vitro. Int Endod J 1999: 32: 94-98.

28. Clarkson RM, Moule AJ, O prazo de validade das soluções de irrigação com hipoclorito de sódio. Australian Dental Journal 2001;46:(4):269-276.

29. Gomes BP, Ferraz CC, Vianna ME, Berber VB, Teixeira FB, Souza-Filho FJ. Atividade antimicrobiana in vitro de diversas concentrações de hipoclorito de sódio e gluconato de clorexidina na eliminação de Enterococcus faecalis. Int Endod J 2001: 34: 424-428.

30. Peciuliene V, Reynaud A, Balciuniene I, Haapasalo M. Isolamento de leveduras e bactérias entéricas em dentes obturados com periodontite apical crónica. Int Endod J 2001: 34: 429434.

31. Lui JN, Sae-Lim V, Song KP, Chen NN. Efeito antimicrobiano in vitro de pontos de guta percha impregnados com clorexidina em Enterococcus faecalis. Int Endod J 2004: 37: 105113.

32. Sukawat C, Srisuwan T. Uma comparação da eficácia antimicrobiana de três formulações de hidróxido de cálcio na dentina humana infetada com Enterococcus faecalis. J Endod 2002:28:102-104.

33. Maiden MFJ, Lai C-H, Tanner A. Características das espécies Gram-positivas orais. In: Slots J, Taubman MA, eds. Contemporary Oral Microbiology and Immunology.St Louis: Mosby, 1992: 342-372.

34. Siqueira JF Jr. A etiologia do insucesso endodôntico: por que dentes bem tratados podem falhar. Int Endod J 2001: 34: 1-10.

35. Bo'rssen E, Sundqvist G. Actinomyces de canais radiculares dentários infectados. Oral Surg Oral Med Oral Pathol 1981: 51: 643-648.

36. Siqueira JF Jr, Ro ' c.as IN. Deteção pela reação em cadeia da polimerase de Propionibacterium

propionicus e Actinomyces radicidentis em infecções endodônticas primárias e persistentes. Oral Surg Oral Med Oral Pathol Oral Radiol Endod 2003: 96: 215-222.

37. Siqueira JF Jr, Bilage H.sen. Fungos em infecções endodônticas. Oral Surg Oral Med Oral Pathol Oral Radiol Endod 2004: 97: 632-41.

38. Dupont B, Graybill JR, Armstrong D, Laroche R, Touze JE, Wheat LJ. Infecções fúngicas em doentes com SIDA. J Med Vet Mycol 1992;30(Suppl 1):19-28.

39. Fidel PL Jr, Vazquez JA, Sobel JD. Candida glabrata: revisão da epidemiologia, patogénese e doença clínica em comparação com C. albicans. Clin Microbiol Rev 1999;12:80-96.

40. Sen BH, Safavi KE, Spangberg LS. Padrões de crescimento de Candida albicans em relação à dentina radicular. Oral Surg Oral Med Oral Pathol Oral Radiol Endod 1997;84:68-73.

41. Sen BH, Safavi KE, Spangberg LS. Colonização de Candida albicans em tecidos duros dentários humanos limpos. Arch Oral Biol 1997;42:513-20.

42. Sen BH, Chugal NM, Liu H, Fleischmann J. Um novo método para estudar a adesão de Candida albicans à dentina na presença ou ausência de smear layer. Oral Surg Oral Med Oral Pathol Oral Radiol Endod 2003;96:201-6.

43. Waltimo TM, Orstavik D, Sire 'n EK, Haapasalo MP. Infeção in vitro da dentina humana por leveduras. J Endod 2000;26:207-9.

44. Mo "ller AJ. Exame microbiológico de canais radiculares e tecidos periapicais de dentes humanos. Estudos metodológicos. Odontol Tidskr 1966;74(suppl):1-380.

45. Lana MA, Ribeiro-Sobrinho AP, Stehling R, Garcia GD, Silva BK, Hamdan JS, et al. Microrganismos isolados de canais radiculares com polpa necrótica e sua suscetibilidade a drogas in vitro. Oral Microbiol Immunol 2001;16:100-5.

46. Baumgartner JC, Watts CM, Xia T. Ocorrência de Candida albicans em infecções de origem endodôntica. J Endod 2000;26: 695-8.

47. Debelian GJ, Olsen I, Tronstad L. Observação de Saccharomyces cerevisiae no sangue de pacientes submetidos a tratamento de canal radicular. Int Endod J 1997;30:313-7.

48. Siqueira JF Jr, Ro'cxas IN, Lopes HP. Padrões de colonização microbiana em infecções primárias do canal radicular. Oral Surg Oral Med Oral Pathol Oral Radiol Endod 2002;93:174-8.

49. Nair PN, Sjo "gren U, Krey G, Kahnberg KE, Sundqvist G. Bactérias e fungos intrarradiculares em dentes humanos assintomáticos com lesões periapicais resistentes à terapia: um estudo de acompanhamento microscópico eletrónico e de luz a longo prazo. J Endod 1990;16: 580-8.

50. Waltimo TM, Sire 'n EK, Torkko HL, Olsen I, Haapasalo MP. Fungos na periodontite apical resistente à terapia. Int Endod J 1997; 30:96-101.

51. Sundqvist G, Figdor D, Persson S, Sjo "gren U. Microbiologic analysis of teeth with failed endodontic treatment and the outcome of conservative re-treatment. Oral Surg Oral Med Oral Pathol Oral Radiol Endod 1998;85:86-93.

52. Molander A, Reit C, Dahle'n G, Kvist T. Microbiological status of root-filled teeth with apical periodontitis. Int Endod J 1998;31: 1-7.

53. Pinheiro ET, Gomes BP, Ferraz CC, Sousa EL, Teixeira FB, Souza-Filho FJ. Microrganismos de canais de dentes obturados com lesões periapicais. Int Endod J 2003;36:1-11.

54. Siqueira JF Jr, Ro'cxas IN. Análise de microrganismos associados ao insucesso do tratamento endodôntico com base na reação em cadeia da polimerase. Oral Surg Oral Med Oral Pathol Oral Radiol Endod 2004;97:85-94.

55. Grossman LI. Avaliação de agentes antifúngicos para uso endodôntico. J Dent Res

1967;46:215-7.

56. Smith JJ, Wayman BE. Uma avaliação da eficácia antimicrobiana do ácido cítrico como irrigante do canal radicular. J Endod 1986; 12:54-8.

57. Sen BH, Safavi KE, Spa ° ngberg LS. Efeitos antifúngicos do hipoclorito de sódio e da clorexidina nos canais radiculares. J Endod 1999;25: 235-8.

58. Sen BH, Akdeniz BG, Denizci AA. O efeito do ácido etilenodiamino-tetra-acético na Candida albicans. Oral Surg Oral Med Oral Pathol Oral Radiol Endod 2000;90:651-5.

59. Waltimo TM, Orstavik D, Sire'n EK, Haapasalo MP. Suscetibilidade in vitro da Candida albicans a quatro desinfectantes e suas combinações. Int Endod J 1999;32:421-9.

60. Siqueira JF, Ro'exas IN, Magalha'es FA, Uzeda M. Antifungal effects of endodontic medicaments. Aust Endod J 2001;27:112-4.

61. Sundqvist G. Taxonomia, ecologia e patogenicidade da flora do canal radicular. Oral Surg Oral Med Oral Pathol 1994: 78: 522-530.

62. Donlan RM, Costerton JW. Biofilmes: mecanismos de sobrevivência de microorganismos clinicamente relevantes. ClinMicrobiol Rev 2002: **15**: 167-193.

63. Socransky SS, Haffajee AD. Biofilmes dentários: alvos terapêuticos difíceis. Periodontol *2000* 2002: **28**: 12-55.

64. Parsek MR, Singh PK. Bacterial biofilms: an emerging link to disease pathogenesis. Annu Rev Microbiol 2003: **57**: 677-701.

65. Hall-Stoodley L, Stoodley P. Evolução dos conceitos nas infecções por biofilme. Cell Microbiol 2009:**11**:1034-1043.

66. Ricucci D, Siqueira JF Jr. Biofilmes e periodontite apical: estudo da prevalência e associação com achados clínicos e histopatológicos. *J Endod* 2010: **36**: 1277-1288.

67. Nair PNR, Sjo'gren U, Krey G, Sundqvist G. Granuloma de células gigantes de corpo estranho resistente à terapia no periápice de um dente humano obturado com raiz. J Endod 1990:16: 589-595.

68. Sjo'gren U, Sundqvist G, Nair PNR. Reação dos tecidos à guta-percha de vários tamanhos quando implantada subcutaneamente em cobaias. Eur J Oral Sci 1995:103: 313-321.

69. Dunlap CL, Barker BF. Angiopatia hialina de células gigantes. Oral Surg Oral Med Oral Pathol 1977: 44: 587-591.

70. Talacko AA, Radden BG. A patogénese do granuloma de pulso oral: um modelo animal. J Oral Pathol 1988: 17: 99-105.

71. Koppang HS, Koppang R, Solheim T, Aarnes H, St_len S0. Fibras de celulose de pontas de papel endodôntico como um fator etiológico em granulomas e cistos periapicais pós-endodônticos. J Endod 1989: 15: 369-372.

72. Gutmann JL, Saunders WP, Saunders EM, Nguyen L. Uma avaliação da técnica de obturação com plástico Thermafil. Parte 1. Avaliação radiográfica da adaptação e colocação. Int Endod J 1993: 26: 173-178.

73. Sjo'gren U, Mukohyama H, Roth C, Sundqvist G, Lerner UH. Bone-resorbing activity from cholesterolexposed macrophages due to enhanced expression of interleukin-1a. J Dent Res 2002: 81: 11-16.

74. Tamse A, Lustig J, Kaplavi J. Uma avaliação de dentes fracturados verticalmente tratados endodonticamente. J Endod 1999: 25: 506-508.

75. Rivera EM, Walton RE. Fraturas dentárias longitudinais: achados que contribuem para um diagnóstico endodôntico complexo. Endod Topics 2007: 16: 82-111.

76. Khayat A, Lee SJ, Torabinejad M. Penetração da saliva humana em canais radiculares obturados sem selagem coronária. J Endod 1993: 19: 458-461.

77. Barthel CR, Strobach A, Briedigkeit H, Gobel UB, Roulet JF. Fugas em raízes seladas coronalmente com diferentes obturações temporárias. J Endod 1999: 25: 731-734.

78. Webber RT, Del Rio CE. Brady JM, Segall RO. Qualidade de vedação de um material de preenchimento temporário. *Oral Surg Oral Med Oral Pathol* 1978: *46:* 123-130.

79. Portell FR, Bernier WE, Eorton E, Peters DD. O efeito da preparação imediata ou retardada do espaço do pino na integridade do selamento apical. J Endod 1982; *8:* 154-160.

80. Ray HA, Trope M. Estado periapical de dentes tratados endodonticamente em relação à qualidade técnica da obturação radicular e da restauração coronal. Int Endod J 1995: 28: 1218.

81. Hommez GM, Coppens CR, De Moor RJ. Saúde periapical relacionada com a qualidade das restaurações coronárias e obturações radiculares. Int Endod J 2002: 35: 680-689.

82. Saunders WP, Saunders EM, A fuga coronal como causa de insucesso na terapia de canais radiculares - uma revisão. Endod Dent Traumatol 1994;10;105-108.

83. Simon JHS. Incidência de quistos periapicais em relação ao canal radicular. J Endod 1980: 6: 845-848.

84. Nair PNR, Sjo'gren U, Figdor D, Sundqvist G. Persistent periapical radiolucencies of root filled human teeth, failed endodontic treatments and periapical scars. Oral Surg Oral Med Oral Pathol 1999: 87: 617-627.

85. Sociedade Europeia de Endodontologia. Directrizes de qualidade para o tratamento endodôntico: relatório de consenso da Sociedade Europeia de Endodontologia. Int Endod J 2006: 39: 921930.

86. Hancock HH, Sigurdsson A, Trope M, Moiseiwitsch J. Bactérias isoladas após tratamento endodôntico mal sucedido numa população norte-americana. Oral Surg Oral Med Oral Pathol Oral Radiol Endod 2001: 91: 576-586.

87. Abbott PV. Classificação, diagnóstico e manifestações clínicas da periodontite apical. Endod Topics 2004: 8:36-54.

88. Friedman SH, Considerações e conceitos de seleção de casos na gestão da doença endodôntica pós-tratamento (insucesso do tratamento). Tópicos de Endodontia 2002, 1, 54-78

89. Clarkson RM, o prazo de validade da solução irrigadora de hipoclorito de sódio. Aust Dent Jour 2001:46:(4) 269-276.

90. Dunavant TR, Regan JD, Glickman GN, Solomon ES, Honeyman AL. Avaliação comparativa de irrigantes endodônticos contra biofilmes de Enterococcus faecalis. J Endod 2006: 32: 527-531.

91. Clegg MS, Vertucci FJ, Walker C, Belanger M, Britto LR. O efeito da exposição a soluções irrigantes em biofilmes de dentina apical in vitro. J Endod 2006: 32:434-437.

92. Buck RA, Eleazer PD, Staat RH, Scheetz JP. Eficácia de três irrigantes endodônticos em várias profundidades tubulares na dentina humana. J Endod 2001: 27: 206-208.

93. Pappen FG, Shen Y, Qian W, Leonardo MR, Giardino L, Haapasalo M. Ação antibacteriana in vitro de Tetraclean, MTAD e cinco soluções de irrigação experimentais. Int *EndodJ* 2010: 43: 528-535.

94. Ma J, Wang Z, Shen Y, Haapasalo M. Um novo modelo não invasivo para estudar a eficácia da desinfeção da dentina utilizando a microscopia confocal de varrimento a laser. J Endod 2011:37:1380-1385.

95. Stojicic S, Shen Y, Qian W, Johnson B, Haapasalo M. Capacidade antibacteriana e de remoção

da camada de esfregaço de um novo irrigante, QMiX. Int Endod *J2012*: 45: 363-371.

96. 0rstavik D, Haapasalo M. Desinfeção por irrigantes endodônticos e pensos de túbulos dentinários experimentalmente infectados. Endod Dent Traumatol 1990: 6: 142-149.

97. Kishen A, Sum CP, Mathew S, Lim CT. Influência dos regimes de irrigação na aderência de Enterococcusfaecalis à dentina do canal radicular. J Endod 2008: 34: 850-854.

98. Leighton TG. The Acoustic Bubble. Londres: Academic Press Limited, 1994.

99. Upadya MH, Kishen A. Influência dos modos de crescimento bacteriano na suscetibilidade à desinfeção activada por luz. Int Endod *J* 2010: 43: 978-987.

100. Kishen A ,Opção terapêutica avançada para biofilmes endodônticos. Endodontic Topic 2012,22.99-123.

101. Yamamoto O. Influência do tamanho das partículas na atividade antibacteriana do óxido de zinco. Int J Inorg Mater 2001:**3**: 643-646.

102. Reddy KM, Feris K, Bell J, Wingett DG, Hanley C, Punnoose A. Selective toxicity of zinc oxide nanoparticles to prokaryotic and eukaryotic systems. Appl PhysLett 2007: 24:2139021-2139023.

103. Kim JS, Kuk E, Yu KN, Kim JH, Park SJ, Lee HJ, Kim SH, Park YK, Park YH, Hwang CY, Kim YK, Lee YS, Jeong DH, Cho MH. Efeitos antimicrobianos das nanopartículas de prata. Nanomedicina 2007: **3**: 95-101.

104. Rabea EI, Badawy ME, Stevens CV, Smagghe G, Steurbaut W. Chitosan as antimicrobial agent: applications and mode of action. Biomacromolecules 2003: 4:14571465.

105. Kishen A, Shi Z, Shrestha A, Neoh KG. An investigation on the antibacterial and antibiofilm efficacy of cationic nanoparticulates for root canal disinfection (Uma investigação sobre a eficácia antibacteriana e antibiofilme de nanopartículas catiónicas para a desinfeção de canais radiculares). J Endod 2008: **34**:1515-1520.

106. Gubler M, Brunner TJ, Zehnder M, Waltimo T, Sener B, Stark WJ. Os vidros bioactivos transmitem um mecanismo de desinfeção para além de um mero aumento do pH? *Int Endod J* 2008: **41**: 670-678.

107. Dai T, Huang YY, Hamblin MR. Terapia fotodinâmica para infecções localizadas - estado da arte. Photodiagnosis Photodyn Ther 2009: **6**: 170-188.

108. Soukos NS, Wilson M, Burns T, Speight PM. Photodynamic effects of toluidine blue on human oral keratinocytes and fibroblasts and Streptococcus sanguis evaluated in vitro. Lasers Surg Med 1996: **18**: 253-259.

109. George S, Kishen A. Caracterização fotofísica, fotoquímica e fotobiológica de formulações de azul de metileno para desinfeção de canais radiculares activada por luz. J Biomed Opt 2007: **12**: 034029.

110. Miserendino L, Robert PM. Lasers in Dentistry. Hanover Park, IL: Quintessence Publishing, 1995.

111. Rooney J, Midda M, Leeming J. Uma investigação laboratorial do efeito bactericida de um laser Nd:YAG. Br Dent J 1994: **17**: 61-64.

112. Schoop U, Kluger W, Moritz A, Nedjelik N, Georgopoulos A, Sperr W. Efeito bactericida de diferentes sistemas laser nas camadas profundas da dentina. Lasers Surg Med 2004: 35: 111-116.

113. Goodis HE, Pashley D, Stabholz A. Efeitos pulpares de irritantes térmicos e mecânicos. In: Hargreaves KM, Goodis HE, eds. Seltzer and Benderis Dental Pulp. Hanover Park, IL: Quintessence Publishing, 2002:371-410.

114. Stabholz A, Zeltser R, Sela M, Peretz B, Moshonov J, Ziskind D, Stabholz A. A utilização de lasers em medicina dentária: princípios de funcionamento e aplicações clínicas. Compend Contin Educ Dent 2003: **24**: 935-948.

115. George R, Walsh LJ. Avaliação do desempenho de novas pontas seguras de disparo lateral para aplicações endodônticas. J Biomed Opt 2011: **16**: 048004.

116. Noiri Y, Katsumoto T, Azakami H, Ebisu S. Efeitos da irradiação com laser Er:YAG em bactérias formadoras de biofilme associadas a agentes patogénicos endodônticos in vitro. J Endod 2008: **34**: 826-829.

117. Yavari HR, Rahimi S, Shahi S, Lotfi M, Barhaghi MH, Fatemi A, Abdolrahimi M. Effect of Er, Cr: YSGG na irradiação laser de Enterococcus faecalis em canais radiculares infectados. Photomed Laser Surg 2010: **28**: S91-S96.

118. Kimura Y, Tanabe M, Imai H, Amano Y, Masuda Y, Yamada Y. Exame histológico de canais radiculares infectados experimentalmente após a preparação por irradiação com laser Er:YAG. Lasers Med Sci 2011: **26**: 749-754.

119. Peters OA, Bardsley S, Fong J, Pandher G, Divito E. Desinfeção de canais radiculares com fluxo fotoacústico iniciado por fotões. J Endod 2011: **37**: 1008-1012.

120. Noguchi F, Kitamura C, Nagayoshi M, Chen KK, Terashita M, Nishihara T. A água ozonizada melhora as respostas induzidas por lipopolissacarídeos de uma linha de células semelhantes a odontoblastos. J Endod 2009: **35**: 668-672.

121. Hems RS, Gulabivala K, Ng YL, Ready D, Spratt DA. Uma avaliação in vitro da capacidade do ozono para matar uma estirpe de Enterococcus faecalis. Int Endod J 2005: **38**: 22-29.

122. Huth KC, Jakob FM, Saugel B, Cappello C, Paschos E, Hollweck R, Hickel R, Brand K. Efeito do ozono nas células orais em comparação com os antimicrobianos estabelecidos. Eur J Oral Sci 2006: **114**: 435-440.

123. Kus,tarci A, Sümer Z, Altunbas, D, Kos,um S. Efeito bactericida da irradiação laser KTP contra Enterococcus faecalis em comparação com o ozono gasoso: um estudo ex vivo. Oral Surg Oral Med Oral Pathol Oral Radiol Endod 2009: **107**: e73-79.

124. Kandaswamy D, Venkateshbabu N, Gogulnath D, Kindo AJ. Desinfeção dos túbulos dentinários com gel de clorexidina a 2%, própolis, sumo de morinda citrifolia, iodo povidona a 2% e hidróxido de cálcio. Int Endod J 2010: **43**: 419-423.

125. Cowan MM. Produtos vegetais como agentes antimicrobianos. Clin Microbiol Rev 1999: **12**: 564-582.

126. Prabhakar J, Senthilkumar M, Priya MS, Mahalakshmi K, Sehgal PK, Sukumaran VG. Avaliação da eficácia antimicrobiana de alternativas à base de plantas (Triphala e polifenóis do chá verde), MTAD e hipoclorito de sódio a 5% contra o biofilme de Enterococcus faecalis formado no substrato dentário: um estudo *in vitro*. J Endod 2010: **36**: 83-86.

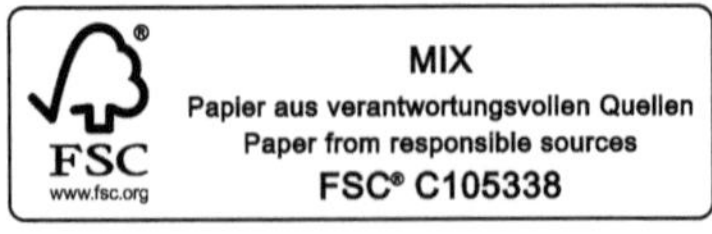

Printed by Books on Demand GmbH, Norderstedt / Germany